食品学 I

食品の化学・物性と機能性

改訂第4版

編集

和泉秀彦・熊澤茂則

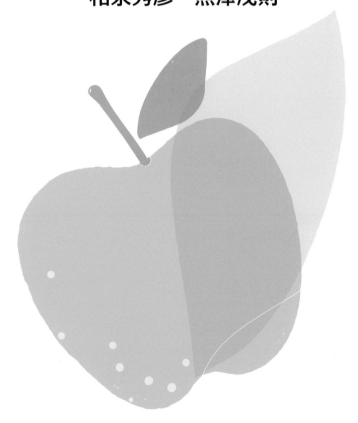

南江堂

執筆者一覧

和泉　秀彦　いずみ　ひでひこ　名古屋学芸大学管理栄養学部管理栄養学科教授

伊藤　圭祐　いとう　けいすけ　静岡県立大学食品栄養科学部食品生命科学科准教授

新井　博文　あらい　ひろふみ　北見工業大学工学部地域未来デザイン工学科教授

上野　有紀　うえの　ゆき　愛知学院大学健康科学部健康栄養学科准教授

三宅　義明　みやけ　よしあき　愛知淑徳大学食健康科学部食創造科学科教授

熊澤　茂則　くまざわ　しげのり　静岡県立大学食品栄養科学部食品生命科学科教授

江﨑　秀男　えさき　ひでお　椙山女学園大学名誉教授

中瀬　昌之　なかせ　まさゆき　南九州大学健康栄養学部食品開発科学科教授

間崎　剛　まさき　たけし　名古屋学芸大学管理栄養学部管理栄養学科講師

熊谷　仁　くまがい　ひとし　共立女子大学家政学部食物栄養学科教授

熊谷日登美　くまがい　ひとみ　日本大学生物資源科学部食品開発学科教授

中田理恵子　なかた　りえこ　奈良女子大学生活環境学部食物栄養学科准教授

井上　裕康　いのうえ　ひろやす　奈良女子大学生活環境学部食物栄養学科教授

草野　由理　くさの　ゆり　中部大学応用生物学部食品栄養科学科准教授

（掲載順）

改訂第4版の序

　今回，日本食品標準成分表2020年版（八訂）（以下，食品成分表（八訂））および日本人の食事摂取基準（2020年版）の発刊にともない，『食品学Ⅰ－食品の化学・物性と機能性』と『食品学Ⅱ－食品の分類と利用法』をそれぞれ第4版として改訂した．

　食品成分表（八訂）の主な変更点は，調理済み食品に関する情報を充実，炭水化物の細分化とエネルギー算出方法の変更，および食品成分表（七訂）追補の検討結果を全体に反映させたことがあげられる．また，日本人の食事摂取基準（2020年版）の主な改定のポイントとしては，50歳以上のより細かな年齢区分による摂取基準の設定，高齢者のフレイル予防の観点および若年層の生活習慣病予防の観点からの摂取基準の設定，さらには，根拠に基づく政策立案の推進に向けて，目標量のエビデンスレベルを対象栄養素ごとに新たに設定した点である．これらは，日本人の食生活の変化に対応するとともに，健康寿命の延伸を目指し，生活習慣病予防の観点を重視したものといえる．

　『食品学Ⅰ』『食品学Ⅱ』は，1990年に出版された"栄養・健康科学シリーズ"の『食品学総論』および『食品学各論』を前身として発刊され，前身の教科書発刊から30年以上もの間，管理栄養士・栄養士養成課程の大学・短期大学・専門学校における食品学の教科書として利用されてきた．

　食品成分表（八訂）および日本人の食事摂取基準（2020年版）の改訂・改定により数値等の修正はしたものの，改訂版の編集方針は従来通りであり，ここに再掲する．

1）管理栄養士国家試験のガイドラインにそった内容とし，いままでに国家試験に出題された内容と今後出題が予想される重要事項を網羅している．
2）数値データは，食品成分表（八訂）などをはじめ，現時点でできる限り最新のものに準拠している．
3）幅広い知識に基づいた理解が得られることを考え，多くの英文表記や化学構造式を掲載している．
4）『食品学Ⅰ』と『食品学Ⅱ』はそれぞれ独立した書籍であるが，姉妹書として一貫した編集方針と執筆体制で構成されている．『食品学Ⅰ』は基礎成分ごとによる記述で，化学，生理学，物理学との関連を意識しており，食品科学の基礎として位置づけられる．『食品学Ⅱ』は食品の素材ごとによる記述であり，内容は食品の加工・貯蔵学までに及んでいる．一部重複した項目も取り上げているが，もう一方を参照しなくてもよいように完結しつつ，通読することでより深い学習ができる構成としている．

　管理栄養士・栄養士は，生活習慣病の一次予防において中心的役割を果たす職種であり，食品の栄養・おいしさ・機能を十分に理解した上で，その責務を全うしていただきたいと思う．管理栄養士・栄養士だけでなく，食品・栄養関連の学生諸氏ならびに食品に関連する仕事に携

わる多くの方々に，本書を大いに活用していただければ大きな喜びである．

　本書出版にあたって（株）南江堂の山内加奈子氏および笠井由美氏に多大なご尽力をいただきました．心よりお礼申し上げます．

2021 年 12 月

和泉秀彦，熊澤茂則

初版の序

　1990年に"栄養・健康科学シリーズ"として『食品学総論』および『食品学各論』の初版が出版されて以来すでに17年になる．この間この2書籍は多くの読者に恵まれ，2002年の改訂第3版まで版を重ねてきた．また『食品学総論』は韓国語版も出版された．

　17年の歳月の間に食品成分表は四訂から現在の五訂増補に改訂された．2000年には「健康日本21」が通達され，これを中核として国民の健康づくり・疾病予防を積極的に推進するために，2002年に健康増進法が成立した．生活習慣病を予防するためには，食生活が最も重要な要因の1つとなる．広く国民に望ましい食品摂取のあり方を示した「食事バランスガイド」も発表された．

　本書にとって大きな状況変化は，2002年の栄養士法の改正により，管理栄養士課程のカリキュラムが大幅に変更されたことであった．専門基礎分野では従来の科目である食品学，食品加工学，食品衛生学および調理学を合わせて「食べ物と健康」という新しい科目区分に再編成された．

　このような変化を受け，『食品学総論』は『食品学Ⅰ—食品の化学・物性と機能性』，『食品学各論』は『食品学Ⅱ—食品の分類と利用法』として再出発をすることとなった．構成・内容を大きく見直すとともに執筆者も大幅に入れ替わった．「食べ物と健康」で学ぶ内容のうち，従来科目の区分の「食品学」「食品加工学」を両書籍でカバーしている．編集方針は以下のとおりである．

1) 管理栄養士養成課程のガイドライン改正にあわせて新しい内容を盛り込み，いままで国家試験で出題された内容と今後出題が予想される重要事項を網羅していること．
2) 数値データは五訂増補日本食品標準成分表等の最新のデータを反映し，法規・規準についても最新のものに準拠していること．
3) 単に覚えるべき事項の羅列ではなく，幅広い知識に基づいた理解が得られることを考え，多くの英文表記や化学構造式を掲載していること．
4) 本文中のキーワードを色文字で示し，図表を効果的に配置して効率的に学習が進むよう配慮すること．
5) 章末問題はもちろん国家試験の対策を考えたものであるが，章末問題の解答を意識しながら本文を読めば各章の重要なポイントの理解が効率的に進むよう工夫していること．

　『食品学Ⅰ』『食品学Ⅱ』は，それぞれが独立した書籍であるが，姉妹書として一貫した編集方針・執筆体制で構成しているので，両書籍をあわせて利用していただく場合には以下のような利点も持つことを期待している．

1) 食品学全般の最新情報が詳しく記載されており，栄養士，管理栄養士の資格を取得した後も，実務を遂行する上で役立つ．

2)『食品学Ｉ』が基礎成分ごとによる記述で，『食品学ＩＩ』は食品素材ごとによる記述である．一部重複した項目も取り上げているが，それぞれの基本的な編集方針を反映した配置あるいは内容であり，もう一方を参照しなくてもすむように完結している．

3) 栄養士，管理栄養士養成課程以外の食品学や食品化学を扱う学部・学科の参考書としても適当である．また食品会社に勤務する食品科学技術者や食品関連の報道・マスコミ関係者にもそれぞれの領域で活用していただける内容を網羅している．

　本書『食品学Ｉ』の編集にあたっては，多くの食に関する情報が交錯する中で，食の専門家と見なされる管理栄養士にとって，食品成分の栄養素としての働きやその機能性など，確かな理解力と判断力がますます必要とされる環境を留意した．国民の食生活に対する関心が高まるに従い，多くの特定保健用食品が開発され，現在約 700 の食品が認可されている．「健康食品」の宣伝・販売に至っては，数えることもできないほどである．こうした宣伝のうちには，例えばコラーゲンや酵素タンパク質があたかもそのままの形で体内に取り込まれて利用されるかのような表現も散見される．本書で学ばれる「食の専門家」を目指す学生さんは，以下の本文で解説されるような確かな知識を身につけて，食による健康の増進のために貢献していただきたいと願っている．

　本書が管理栄養士養成課程の学生諸氏をはじめとして，食品，栄養関係の学生諸氏の教科書として，また食品技術者の座右の書としてご活用いただければ，編者にとっては大きな喜びである．

　本書出版にあたって（株)南江堂の多田哲夫氏，松本　岳氏および上田美野里氏に多大なご尽力，ご努力をいただきました．心からお礼申し上げます．

2007 年 8 月

加藤保子，中山　勉

目　　次

1 序　論

❶ 人間と食品（食べ物）

　　人間は，食品を摂取することで健康や生命を維持している．しかし食品は，健康の維持，疾病からの回復を助ける一方，偏食，欠食および過食など摂取のしかたによっては，生活習慣病を始めとするさまざまな病気の原因にもなる（**図1-1**）．

　　食品の機能を一次から三次の3つに分類する考え方がある（第6章A．食品の機能，p.145参照）．**一次機能**は，栄養的な特性であり，生命の維持において必要不可欠である．**二次機能**は，嗜好的な特性として食品が感覚に訴える機能である．**三次機能**は，生体調節機能であり，生体防御，疾病予防と回復，体調リズム調節，肥満防止，老化の抑制などに関係する．

　　これらの機能の中の，特に三次機能には，現代社会において関心の高い事象が見いだされる．そのため，一部のメディアにおいて，食品のある一部の側面を取り上げ，この食品を食べればやせるとか，病気が改善される，あるいは病気にならないなどといった消費者を惑わす報道や記事が少なくない．しかし，本来食品には，そのような医薬品的な機能はなく，前述したように，健康の維持，疾病からの回復を助ける機能を保持している．

　　栄養士や管理栄養士のような食のスペシャリストには，これらの人間と食品（食べ物）の関係，特に，この"助ける"という機能があることをしっかりと理解した上で，食事指導や栄養指導に当たってほしい．

❷ 食文化と食生活

　　人類は，野生動物を狩猟したり植物を採取し摂取する食生活を営んでいたが，やがて火や水を利用することを習得し，次第に多くの食材を食べられるようになった．わが国には

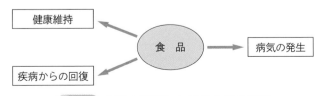

図 1-1　人間の健康における食品の役割

約 1 万年前に大陸から農耕文化が伝わり稲作が始まり，また牧畜も開始され，食糧を安定して確保できるようになった．この稲作文化が発展し，こめを主食として，主菜と副菜を組み合わせる伝統的な食文化が形成された．

しかし，1960 年代の高度経済成長以降は，加工食品および輸入食品が増加し，食生活の欧米化が進んだ．そして増加傾向にあったこめの摂取は減少し始め，肉類，乳類，卵類などの動物性食品の摂取，総摂取エネルギーが増加した．さらに核家族化および女性の社会進出によって，冷凍食品，調理済み食品などの中食産業，ファストフードやファミリーレストランなどの外食産業が著しく発達した．

このように，私たちは簡単に食べ物を手にすることができるようになった．しかし一方，飽食の時代となり，前述したように，肥満，心筋梗塞，脳梗塞，糖尿病，高血圧症，脂質異常症などの生活習慣病が増加し続け，大きな問題となっている．

❸ 食生活と健康

日本人の平均寿命は，世界のトップレベルにある．この背景には，環境汚染の減少，医療の進歩にともなう感染症による死亡率の減少，また豊かな食生活によって，人々の栄養状態が向上したことなどがある．しかし，この豊かな食生活の結果として，さまざまな栄養素の現在の摂取量を戦後の 1945 年ぐらいと比較すると，脂質の総摂取量，動物性脂質の摂取量は，4 〜 5 倍に増加している．日本人の多くは，この脂質摂取量の増加と運動不足により，生活習慣病に悩まされている．

そのため，適正な食生活が大きな課題となっている．「予防医療」，つまり病気になってから治療するのではなく，病気にならないようにする考え方の広まりとともに，適切な栄養摂取と運動といった，生活様式を改善することで健康で満足できる人生を送れるよう，「健康日本 21」など，国をあげての運動が遂行されている．

❹ 食糧と環境問題

フードマイレージ（食糧総輸送距離）は，イギリスの food miles という考え方をもとに考案された．食糧が生産地から消費地に届くまでの距離に，その食糧の重量を乗じたものである．輸送距離が長く，また重量が多くなるとこの数値は大きくなる．わが国は，諸外国と比較して群を抜いて大きいことがわかる（**図 1-2**）．つまり，多くの食糧を遠隔地からの輸入，配送に頼っているということになる．

このフードマイレージをいかに小さくするかが，わが国の重要な課題である．たとえば地産地消が推奨され，盛んに行われるようになると，食糧自給率の向上につながる．そして食料の輸送距離が短くなり，燃料消費が抑えられ，地球温暖化の防止にも寄与できる．

また，加工食品の増加にともない，食べ残しとして廃棄される割合を表す**食品ロス率**の問題，および食品容器や包装の廃棄による環境問題もある．私たちは，年間 5,600 万トンの食糧を輸入しながら，その約 1/3（1,800 万トン）を捨てている．廃棄量減少に努め，さらに食品廃棄物を家畜の餌や肥料として再利用することを考えることも重要である．

私たちの食生活は，食物連鎖における生産者である植物によって支えられている．植物

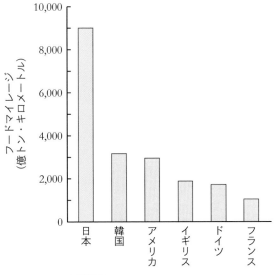

図 1-2 フードマイレージ

［中田哲也：食料の総輸入量・距離（フード・マイレージ）とその環境に及ぼす
負荷に関する考察．農林水産政策研究 No.5，p.52，2003 を参考に著者作成］

が正常に成長するためには，地球がよい環境として存在し続けなければならない．しかし，人口増加および生活水準の向上が，ますます地球環境を破壊していく可能性は十分に考えられる．できる限りむだをなくし，持続可能な社会のためにも地球環境にやさしい食生活を考えていくべきであろう．

練 習 問 題

(1)　食糧と環境問題に関する記述である．正しいのはどれか．1 つ選べ．

①　フードマイレージは，食糧の輸入量を輸送距離で除した値である．

②　地産地消により，フードマイレージは増加する．

③　フードマイレージの減少は，地球温暖化防止につながる．

④　食糧自給率の向上により，フードマイレージは増加する．

⑤　食糧ロス率の増加により，フードマイレージは増加する．

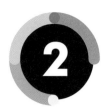

2 食品の主要成分

A 水　　分

　地球は「水の惑星」と呼ばれ，水は生物の誕生と進化に大きな役割を果たしてきた．生物が生きていくためには，水を摂取することが必須の条件である．水は常温において液体であり，高い流動性を示し，さらに無機物，有機物を問わず非常に多種類の物質を溶解する．ヒト成人の場合，飲料水や食品などより 1 日に平均 2,600 mL を摂取している．

❶ 原子，分子，イオン

　本書では化学記号や化学式が多く用いられている．その理由は，食品が水を始めとしたさまざまな物質（化合物）から構成されており，個々の物質の化学的な性質を知ることによって初めて食品全体の性質を正確に理解でき，さらに生化学，栄養学，調理学などの関連諸科目の理解も飛躍的に進むことが期待できるからである．ここでは，原子や分子などの知識を補うことにより，読者への一助としたい．

a. 分子構造と共有結合

　生物を構成する細胞は，水，たんぱく質，炭水化物，脂質，ビタミン，ミネラルなどの膨大な種類の無機化合物や有機化合物から成り立っている．そのためヒトを含む動物は，これらの物質そのものあるいはその構成成分を食物として摂取しなければならない．特に，水，たんぱく質，炭水化物，脂質，ビタミンのほとんどは，天然に存在する 92 種類の元素（原子）のうち，H（水素），O（酸素），C（炭素），N（窒素），S（硫黄），P（リン）の 6 種類の元素で成り立っている．個々の物質の最小単位は**分子**であるが，それぞれの分子はそれを構成する原子が特定の配置で結合している．同種あるいは異種の原子間でそれぞれの原子から電子を 1 個ずつ出し合ってつながる結合を**共有結合**（covalent bond）という（**図 2A-1**）．ある元素の原子 1 個が水素原子との間に作る共有結合の数を，その原子の**原子価**（atomic valence）といい，原則として H 原子は 1，O 原子は 2，C 原子は 4，N 原子は 3 である（**図 2A-2**）．さらにこの結合の"手"は，それぞれの原子ごとに定まった方向と長さを持っている．なお，多くの場合，S 原子の原子価は 2 あるいは 6，P 原子の原子価は 5 である．

　食品成分のほとんどが C 原子を主要元素とした**有機化合物**であるが，C 原子は結合の

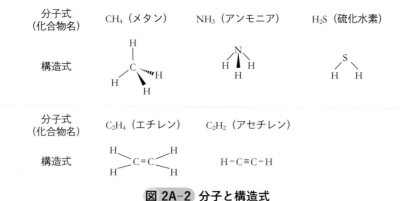

図 2A-1 原子，分子，電子，共有結合の表記法
（水素分子と水分子）

・は電子を表す．ただし，：で共有結合を表すと煩雑になることから，右のように直線で描くことが多い．

分子式 （化合物名）	CH₄（メタン）	NH₃（アンモニア）	H₂S（硫化水素）

（構造式の図）

分子式 （化合物名）	C₂H₄（エチレン）	C₂H₂（アセチレン）

（構造式の図）

図 2A-2 分子と構造式

手が三次元的に位置しているので，ほかの原子との結合の順序や位置を変えることでまったく性質の異なった化合物となる．そのため，同じ平面構造式を持つ物質でも**立体異性体**や**鏡像異性体**などが存在する．

　ある種の分子においては，2 原子間の結合の手が 2 本あるいは 3 本の場合が存在し，それぞれ**二重結合（double bond）**あるいは**三重結合（triple bond）**と呼んでいる（**図 2A -2**）．

b．イオン

　塩酸（HCl）や水酸化ナトリウム（NaOH）のような無機化合物を水溶液にした場合，水素イオン（H^+）や水酸イオン（OH^-）に解離することで**酸性**および**アルカリ性**を示す．生体成分や食品成分などの有機化合物においては，**カルボキシ基，硫酸基，リン酸基**を持つものが，H^+ を解離することで酸性を示す（**図 2A-3**）．一方，塩基性化合物と呼ばれる有機化合物は，アミノ基のような窒素原子を持つ化合物に限られる（**図 2A-3**）．食品に存在する微量成分としてのミネラル（無機化合物・金属類）の多くは，イオンの形で有機化合物との塩や錯体化合物を作って存在している．食塩（NaCl）の結晶中では Na^+ と Cl^- が**イオン結合**（陽イオンと陰イオンが静電的な力により結合すること）により格子を形成している．

カルボキシ基	$R-COOH$	$\longrightarrow$	$R-COO^-$	+	H^+

硫酸基　　　　　$R-O-\overset{\overset{O}{\|}}{\underset{\underset{O}{\|}}{S}}-OH$　　　　　$\longrightarrow$　　　　　$R-O-\overset{\overset{O}{\|}}{\underset{\underset{O}{\|}}{S}}-O^-$　　+　　H^+

リン酸基　　　　$R-O-\overset{\overset{OH}{\|}}{\underset{\underset{O}{\|}}{P}}-OH$　　　　　$\longrightarrow$　　　　　$R-O-\overset{\overset{O^-}{\|}}{\underset{\underset{O}{\|}}{P}}-O^-$　　+　　$2H^+$

アミノ基　　　　$R-N\overset{\diagup H}{\diagdown H}$　+　H_2O　　$\longrightarrow$　　$R-\overset{\overset{H}{\|}}{\underset{\underset{H}{\|}}{N^+}}-H$　+　OH^-

図 2A-3　酸と塩基の水溶液中での電離

❷ 水のかたち

a. 水の分子

　水の分子は酸素原子 1 個と水素原子 2 個が共有結合したものであり，分子式は H_2O である．水の分子構造において，酸素原子と水素原子間の距離（r_{O-H}）は 0.96 Å であり，2 つの酸素-水素結合の間の角度（原子価角）は 104.5°である（**図 2A-4a**）．1 気圧において，水の融点（mp）は 0℃，沸点（bp）は 100℃であり，液体として存在する温度範囲が非常に広い．また，水は他の液体物質と比べて，蒸発熱（539 cal/g＝9,714 cal/mol），融解熱（80.0 cal/g＝1,436 cal/mol），表面張力，熱容量，熱伝導率，溶解能などがいずれも大きい．この理由は，水の分子間には水素結合と呼ばれる特殊な結合があるためである．

b. 水素結合

　酸素や窒素のような，非共有電子対を持つために電気陰性度の大きい原子が，それに結合している水素原子の介在によって，同一分子内あるいは他の分子の電気陰性度の大きい原子に接近して系が安定化するとき，水素結合（hydrogen bond）を作るという．水素結合は共有結合よりもはるかに結合力が弱い．ある水分子の正電荷（δ^+）を帯びた水素原子は，他の水分子の負電荷（δ^-）を帯びた酸素原子を引き付け，水素結合を形成する（**図**

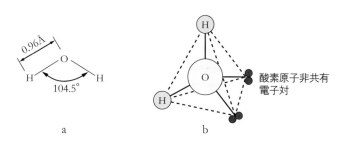

図 2A-4　水の分子構造

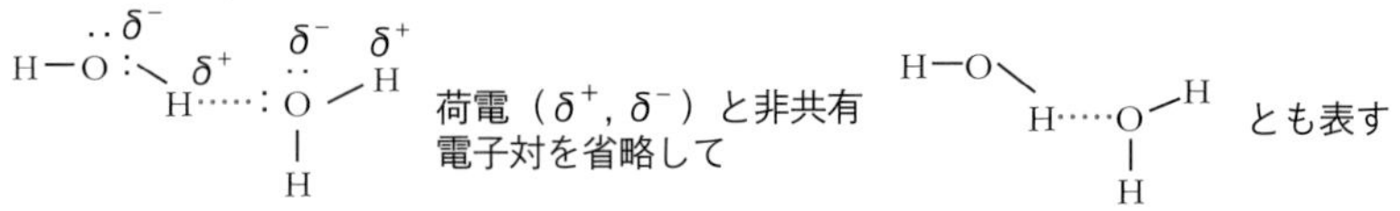

$$H-O:\underset{H\cdots}{\overset{\cdot\cdot\delta^-}{\cdots}}:\underset{\overset{|}{H}}{\overset{\delta^+}{O}}\overset{\delta^-}{\underset{\cdots}{:}}\overset{\delta^+}{\underset{H}{O-H}}$$

荷電（δ⁺, δ⁻）と非共有
電子対を省略して

$$H-O\diagdown\underset{H\cdots}{\overset{H}{\underset{\overset{|}{H}}{O}}}\overset{O-H}{\diagup}$$ とも表す

図 2A-5 水分子間の水素結合

2A-5）. 水が特異的な性質を持つのは，この水素結合によって非常に多数の水分子が会合体を作り，一種の高分子のような系を形成するためである．水分子と他の生体物質の官能基，あるいは生体物質の官能基間でも水素結合が形成されると考えられる．

---

column │ 生体成分の安定性と水素結合

たんぱく質などは，生体中で水分子の関与で安定に存在していることが以下の例で示される．

卵白たんぱく質の球状たんぱく質オボアルブミンは，αヘリックス33％の二次構造を持つが，pH 10，55℃，12時間でもαヘリックスの3～4％がβ構造となるにすぎず，60℃以上でなければゲル化しない．また，球状たんぱく質のリゾチームは，中心部に疎水性のアミノ酸残基が集中し，外側に大部分の親水性のアミノ酸残基が配列している．そのため，pH 4.5では，100℃，1～2分の加熱でも失活せず，pH 9で初めて変性する．

このように，生体成分は自然の条件下（pH，温度）において，水分子との水素結合によって二次・三次構造が安定に保持され，容易には変性することがないように構築されている（B. たんぱく質，p.15および『食品学Ⅱ』第4章C.③卵の成分，を参照）．

---

❸ 食品中の水の状態と働き

多くの食品において，水は形やテクスチャーなどの物理的な性質（第5章食品の物性，p.129参照）に大きく関与している．したがって，食品中の水を除いたり加えたりすることにより，食品の形やテクスチャーを変化させることが可能である．また，ある食物の水分含量が腐敗を起こす微生物にとって最適な場合もある．したがって，食肉や魚，豆腐などを乾物にすることは，その水分含量を下げることにより保存性を高めていることになる．

a. 結合水と自由水

水分子は他の水分子と水素結合を作るばかりでなく，他の化合物中の水酸基（ヒドロキシ基，－OH），アミノ基（－NH₂），カルボニル基（＞C＝O）などの官能基とも水素結合する．食品には多糖類，たんぱく質，核酸などの生体高分子が主要成分として含まれており，これらの化合物には水素結合に関わる官能基が多数存在するため，水との相互作用が重要な意味を持ってくる．

核磁気共鳴法（NMR）などの物理化学的な解析により，たんぱく質などの生体高分子周辺の水分子には複数の状態があることが明らかになっている．まず，たんぱく質などの表面に水分子が直接吸着して**単分子層**（A層）を形成する．A層の外側に，さらに水2～

3分子からなるB層が存在する．これらの水を合わせて結合水（bound water）と呼び，食品の水分中のおよそ10〜30％に相当する．さらに，その外側に純水に近い性質の水の層（C層）が存在するが，この水を自由水（free water）という．たんぱく質などはこのA，B，C層の水で三重に取り囲まれていて，B層の厚さは温度や電解質の存在などによって変化する．結合水はたんぱく質や核酸などの三次構造を保持する役目を持っているが，自由水（純水）とは非常に異なった性質を示す．水分子は常に熱運動しているが，純水分子と比較するとA層の水は100万分の1，B層の水は1,000分の1の運動速度になっている．また，結合水は凍りにくく，B層の水は−10℃，A層の水は−80℃でなければ凍らない．逆に，食品を加熱などで脱水した場合も，結合水は容易には除かれない．

b. 水　和

食品中には多くの無機物（食塩，カリウム，カルシウム，マグネシウムなど）が含まれている．一般的に，水も含まれているので，無機物は解離したイオンとして存在している．イオンはそのクーロン力[*1]で強く水和（hydration）[*2]しており，陽イオンあるいは陰イオンのどちらも，4ないし6個の水分子に取り囲まれている．したがって，解離した塩類は食品中の水分をよく保持する．

---

column │ 食品成分の分子間相互作用

前項（A. ①原子，分子，イオン）では，1つの分子における原子間の結合（共有結合）について述べた．ここでは食品中の分子間にはどのような力が作用しているかについてまとめておきたい．なお，同一分子内であっても，たんぱく質のように一次構造において遠く離れている2つのアミノ酸残基（官能基）が三次構造において近接している場合にも，分子間相互作用の考え方を当てはめることができる．

1. **クーロン力**：イオン結合のところで述べたように，クーロン力（静電相互作用）は陽電荷と陰電荷を持つ分子（官能基）間の引っ張り合う力（引力）である．なお同種の電荷を持つ分子（官能基）間では反発する力（斥力）が生じる．

2. **ファンデルワールス力**：ファンデルワールス力は分子間力の中では最も弱いが，あらゆる分子に働く力である．たとえば，細胞膜の脂質二重層を支えている力と考えられている．水と食用油などの非極性物質を混合すると，自然に分離する．このときに非極性物質分子どうしをまとめていくみかけの相互作用を疎水性相互作用と呼ぶが，微視的にはファンデルワールス力の寄与が大きいと考えられている．

3. **水素結合**：水素結合の強さはファンデルワールス力より1桁大きく，クーロン力と同程度の場合もあるが共有結合よりは弱い．前項で述べたように，水と水酸基（−OH）やアミノ基（−NH₂）などで典型的な水素結合が見られるが，最近では炭素に結合した水素（−CH）と孤立電子対あるいはπ電子との相互作用にまで概念が拡張されている．

[*1] 電荷間に働く力，静電相互作用ともいう．
[*2] 厳密には上記に示した状態を指すが，広い意味で使用される場合もある．

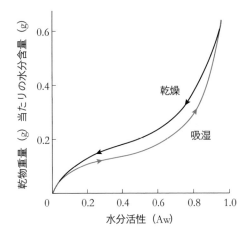

図 2A-6 水分活性と水分含量の関係
（等温吸着線）

c. 水分活性

　食品に含まれている水分量の標準的な測定法は，常圧 105 ℃乾燥法であり，加熱前後の重量差を水分量としている．食品を保蔵する上で問題となるのは酵素や微生物による変質であるが，水分含量が必ずしもよい指標とはならない．その理由は，先に述べた結合水が微生物に利用されにくく，酵素反応の溶媒（場）にならないためである．このような，食品中の水分の状態を表す指標として，食品の蒸気圧（P）と純水の蒸気圧（P_0）とを比較した**水分活性**（water activity, **Aw**）がある．ここで食品あるいは純水の蒸気圧とは，食品と純水をそれぞれ一定容積の密閉容器中に置いたときの気相の蒸気圧である．

$$Aw＝\frac{食品の蒸気圧}{純水の蒸気圧}＝\frac{P}{P_0}＜1$$

　また，平衡相対湿度（equilibrium relative humidity, E.R.H.）は E.R.H.＝Aw×100 ％ で求められる．測定された食品の水分活性値は素材に依存して幅があるものの，肉・野菜・果物などの生鮮食品が 0.95 以上，ジャム・ベーコン・ハム・チーズなどの加工食品が 0.85 ～ 0.95，はちみつや乾燥果実が 0.60 ～ 0.80，クラッカーなどの乾燥食品がそれ以下であるとされている．

　ある食品を一定温度で吸湿し，再び乾燥すると，**図 2A-6** のような水分活性と水分含量の関係が得られる（等温吸着線）．これは，水分活性と水分含量に一対一の関係はなく，測定前の試料の状態や変化の経路によって結果が異なる，典型的な履歴現象であることを示している．

　水分活性と食塩濃度あるいはショ糖（スクロース）濃度との関係，および微生物の増殖速度・酵素活性・非酵素的褐変反応・脂質過酸化反応の速度との関係を**図 2A-7** に示した．一般的に，水分含量の多い食品は，相対的に自由水も多くなるので水分活性は高くなるが，食品のたんぱく質，脂質，炭水化物などの種類と構造および存在状態の違いによって，水素結合による水の保持量が異なる．たとえば，卵白と卵黄の水分含量は 89 ％ および 49 ％ と異なるが，Aw は両者とも 0.976 と等しい．両者を混和した全卵でも同じ Aw 値を示す．すなわち，卵殻の中で卵白と卵黄は，独立していながら有機的な関係を持ち，生理

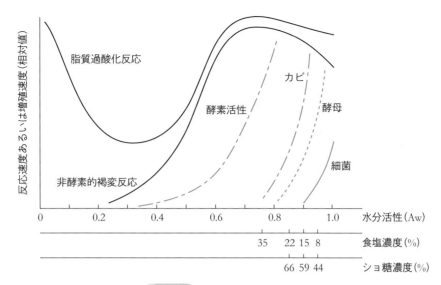

図 2A-7 水分活性と各種速度

的機能を維持するのに最適な構造を結合水と自由水によって構築している.

　食塩やショ糖を加えることで，食品の水分活性を調節することができる．ナトリウムイオン（Na^+）と塩素イオン（Cl^-）への水和による水分子の捕捉能はショ糖のそれよりも強いので，同じ濃度であれば，食塩のほうがショ糖より水分活性を下げる効果が大きい（**図2A-7**）.

　食品の保蔵中に生じる問題として，①褐変などの成分間反応，②食品中の酵素による反応，③酸素による過酸化脂質の生成，④微生物による変質などがある．水分活性でみると，微生物の増殖と酵素反応はそれぞれ Aw 0.7 と 0.65 以下で抑制され，過酸化脂質の生成は Aw 0.3 付近で最も低い（水分含量 5 〜 7 %，Aw 0.3 程度で水分子はすべて食品成分に吸着されて，単分子層を作っていると考えられ，このときの含水率を単分子含水率という．一般に食品を単分子含水率以下にまで乾燥すると脂質過酸化反応はむしろ起こりやすくなる）．したがって，加工食品を調製する場合，水分含量を調節することにより，その食品の変質をある程度抑制することが可能である．水分をおよそ 10 〜 40 % 含むため食感が良好でありながら，Aw が 0.65 〜 0.85 にある食品は，**中間水分食品**（intermediate moisture foods, IMF）と呼ばれ，保存性が高い．たとえば，レーズン，ジャム，ドライソーセージなどがこれに当てはまる.

❹ 食品の冷凍と加熱

a. 冷凍と水

　水の分子は酸素原子上の非共有電子対 2 組と水素原子 2 個を持つため（**図 2A-4b**），水 1 分子当たり最大 4 個の水素結合を作ることができる．したがって，氷中の水分子は立体的な会合体を作り，その結果，氷は水よりも小さい密度を持つ（**図 2A-8**）．水が氷となることによる体積の増加（約 9 %）は，食品の冷凍保蔵による品質劣化という問題を引き

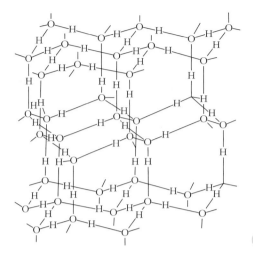

図 2A-8 氷の結晶原子配列

起こす. 生鮮食品（特に鮮魚, 野菜）を家庭用の冷凍庫（−18～−12℃）で凍結させると, 細胞内の水が大きな氷の結晶となり, 細胞膜を突き破る. この状態の凍結食品を解凍すると, **細胞質の流失（ドリップ）**が生じ, ぱさついたものとなる. これを避けるため, 産業的には−40℃以下で急速冷凍させ, 微細な氷結晶からなる冷凍品としている.

　食品の凍結・解凍のいずれにおいても, −5～0℃の**最大氷結晶生成温度帯**を素早く通過させる必要がある. したがって, 冷凍食品は, 電子レンジで部分解凍した後, 室温で自然解凍させるのが最もよい. しかし, どのような方法をとっても細胞破壊は完全には免れないので, 凍結・解凍を繰り返すことは避けなければならない. 一方, 加工・調理済み食品においてすでに細胞が破壊されている場合は, 家庭で凍結・解凍させても品質劣化をともなわない.

　家庭用の冷蔵庫あるいは冷蔵室（4～6℃）は微生物の活動をやや抑制するので, 数日以下の食品保存に有効である. また, −18℃程度の冷凍庫あるいは冷凍室（フリーザー）では, 微生物の増殖を停止することはできても, 酸化・成分間反応などの変化を完全には抑制することはできない. したがって, 家庭での冷凍保存は長くとも1ヵ月以内と考えたほうがよい.

　近年では**チルド（chilled）保存**と**パーシャルフリージング保存**のための区画が装備された冷蔵庫が多い. 食品成分・食塩・糖への水素結合や, 水和の影響により0℃で凍結しない食品では, 0℃付近のチルド保存により品質が維持され, しかも長期間の保存が可能となる. したがって, 肉, 魚介類, ハム, かまぼこなどの水畜産物加工品および果菜類（きゅうり, なす, トマトなど）の保存に適している. 一方, パーシャルフリージング保存（−3℃付近）は生鮮食品中の一部の自由水のみを凍結させるが, 細胞破壊を引き起こすほどの完全凍結はしないので, 肉・魚介類の生鮮食品の保存に適している.

b. 加熱と水

　食品の加熱調理において, 熱源からの熱媒体が水, 空気（蒸気）, 油のいずれの場合でも, 食品への熱の伝達は材料の外側から内側へと連続的に進行する. 食品材料内部での熱の伝達には水が大きな役割を果たすが, 構成成分自身も**熱媒体**となる. これに対し, 電子レン

ジは原理的にまったく異なった加熱法である．

電子レンジはマグネトロン発振器で電磁波を発振させ，その電磁波で食品を加熱し調理する．発振された通常 2,450 MHz 程度の電磁波が，食品に含まれる水分子を強く振動させ，その振動エネルギーが熱エネルギーに変わり，その熱が周辺に伝わり全体を加熱する．電磁波は金属では反射されるが，食品および食器の陶器やプラスチック容器を透過するため，電子レンジによる調理では食品全体が急速に加熱される．したがって，密閉された容器や食品（卵など）を直接加熱すると，内部の水が急速に気化し，爆発を起こすことがある．また，この電磁波は結合水も強く振動させて高温にするため，もともと水分含量が少なく結合水が食品の形状保持に重要な役割を果たしている場合は，加熱時間に注意しないと乾物のようになる場合がある．

練 習 問 題

(1) 水分活性に関する記述である．正しいのはどれか．1つ選べ．
　① 食品中の水分含量を％表示したものを水分活性という．
　② 食品中の水分は存在状態により結合水と自由水に大別されるが，結合水は溶媒としての機能を持ち，微生物に利用されやすい．
　③ 食品の可溶性成分の量と水分含量がわかれば食品の水分活性は計算によって求めることができる．
　④ 水分活性が 0.25 付近の水は，たんぱく質などの食品成分に強く結合している単分子層の水で，自由水よりも凍りやすい．
　⑤ 水分活性が低いほど食品の保存性が高くなるが，単分子吸着水量以下になると急激に脂質の酸化やたんぱく質の変性が進む．

(2) 食品中の水分に関する記述である．正しいのはどれか．1つ選べ．
　① 食品の水分の測定は，一般に食品を 95 ℃ですばやく乾燥し，乾燥の前後の重量差をもって推定する方法が用いられている．
　② 食品の水分活性は，純水の蒸気圧（P_0）を食品の蒸気圧（P）で除して得た値（P_0/P）で示される．
　③ ジャムやゼリー中のショ糖（スクロース）は水酸基（ヒドロキシ基）のような親水性官能基に富む物質なので非常に水和しやすく，その結果，食品の自由水含量を増加させる．
　④ 中間水分食品は，水分 10 ～ 40 %，その水分活性が 0.65 ～ 0.85 くらいで，軟らかく，そのまま食べられるものをいう．
　⑤ 食品中の水分量，温度が同一であれば，食品の種類が異なっても同じ水分活性になる．

(3) 水に関する記述である．正しいのはどれか．1つ選べ．
　① 水はほかの液体物質と比べて，蒸発熱，融解熱，表面張力，熱容量，熱伝導率，溶解能，などがいずれも小さい．
　② 水素結合は，正の電荷を帯びた酸素原子の非共有電子対にほかの水分子の負電荷を帯びた水素原子が引き付け合って形成する結合である．

③　水が他の液体物質と比べ特異的な性質を持つのは，水素結合で多数の水分子が会合し，一種の高分子状態を作るためである．

④　1個の水分子は，他の水分子2個と水素結合を形成するので，多数の水分子ではダイヤモンド型格子状態を作り，特異的な水の性質を形成する．

⑤　電子レンジは電磁波で食品の表面に含まれる水分子を強く振動させてその振動エネルギーを熱エネルギーに変えるため，食品の外部から急速に高温になる．

B　たんぱく質

　　たんぱく質（protein）は，炭水化物，脂質とともに三大栄養素の１つであり，ヒトが生命活動を維持するために最も重要な栄養素である.炭水化物,脂質が主としてエネルギー源となるのに対して，たんぱく質は体の主要構成成分であり，一方ですべての生体反応を担う酵素としても働いている．また，たんぱく質の語源がギリシャ語の"proteios"（一番重要なもの）にあることからも，たんぱく質の重要性は古くから認識されていたようである．

　　たんぱく質は高等動植物から微生物に至るすべての生物体に必ず存在しており，その種類はきわめて多い．筋肉などの組織を形成するたんぱく質，血液中に存在し生体防御に関与するたんぱく質，植物種子や卵黄・卵白に貯蔵されていて個体発生に関与するたんぱく質，酵素たんぱく質，ホルモンなど，形状，性状，機能の異なるたんぱく質があり，それぞれが生体の恒常性を維持するために重要な役割を担っている．

　　このように生体にとって重要なたんぱく質は多種多様であるが，いずれも 20 種類のアミノ酸（amino acid）から構成されており，それらが DNA の暗号に従い，一定の配列で結合し，その結合数もさまざまである．

　　炭水化物，脂質は基本的には炭素，酸素，水素の三元素で構成されているが，たんぱく質では，これらに窒素が加わる．たんぱく質の窒素含有率は種類によって多少の差異はあるものの 14 ～ 19 ％（平均 16 ％）である．食品中には，たんぱく質のほかに窒素を含む化合物も存在するが，微量であるため，食品中のたんぱく質の測定には，それに含まれる窒素の量をケルダール法により測定し，その値に窒素–たんぱく質換算係数を乗じて求める．

❶ アミノ酸

a. アミノ酸の構造

　　アミノ酸の基本構造を図 2B-1 に示す．アミノ酸はカルボキシ基（carboxy group：−COOH）とアミノ基（amino group：−NH₂）を持つ両性電解質である．さらに，その構造にはアミノ酸によって異なる種々の側鎖（−R）が含まれており，この側鎖の違いが個々のアミノ酸の性質を決定している．

　　アミノ酸のうち，カルボキシ基の結合した α 位の炭素にアミノ基が結合したアミノ酸を α-アミノ酸と呼び，アミノ基がその隣の炭素（β 位）に結合しているアミノ酸を β-ア

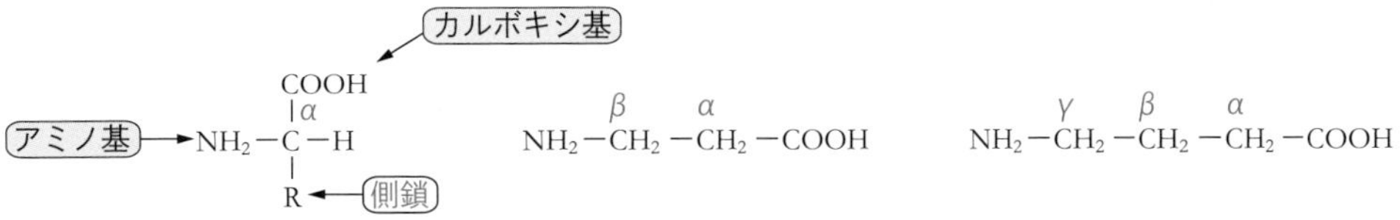

図 2B-1　アミノ酸の基本構造

ミノ酸，さらにその隣の炭素（γ位）に結合しているアミノ酸をγ-**アミノ酸**と呼ぶ．たんぱく質を構成しているアミノ酸は，プロリンを除きすべてα-アミノ酸である．また，アミノ基とカルボキシ基が結合している炭素は，グリシンを除き**不斉炭素原子**（asymmetric carbon）となるため，D型とL型の**鏡像異性体**が存在するが，たんぱく質を構成しているアミノ酸はすべてL型である．α-アミノ酸の鏡像異性体の構造を**図2B-2**に示す．

b. アミノ酸の種類

　たんぱく質を構成しているアミノ酸の構造を**表2B-1**にまとめた．アミノ酸は側鎖の原子団の種類により，①脂肪族アミノ酸，②芳香族アミノ酸，③複素環式アミノ酸，④酸性アミノ酸，⑤塩基性アミノ酸，⑥含硫アミノ酸および⑦酸性アミノ酸の酸アミド，に分類される．酸性アミノ酸はアミノ基1個に対してカルボキシ基を2個持ち，塩基性アミノ酸はカルボキシ基1個に対してアミノ基以外に塩基性の側鎖を持ち，それ以外のアミノ酸（中性アミノ酸）はアミノ基とカルボキシ基を1個ずつ持っている．

　食品として摂取されたたんぱく質は，消化酵素によりアミノ酸に分解されて吸収され，体内でいったんプールされた後，必要に応じて組織成分や酵素などのたんぱく質が合成される．しかし，たんぱく質を構成するアミノ酸の中には，体内で合成できないか，あるいは合成できても量が不足するアミノ酸があり，必要量を食品から摂取しなければならない．このようなアミノ酸を**必須アミノ酸**（essential amino acid）という．ヒトの必須アミノ酸は，バリン，ロイシン，イソロイシン，トレオニン，フェニルアラニン，トリプトファン，リシン，ヒスチジン，メチオニンの9種類である．

　食品中には，**表2B-1**にまとめた20種類のアミノ酸以外に数種のアミノ酸が見いだされている．尿素回路に関与するオルニチン，グルタミン酸から合成され血圧降下作用を持つγ-アミノ酪酸，にんにくの臭気成分であるアリイン，緑茶のうま味成分であるテアニン，いかやたこのエキスでコレステロール低下作用を持つタウリンなどがある．

c. アミノ酸の性質

1）アミノ酸の等電点

　両性電解質であるアミノ酸は，水溶液中でカルボキシ基が$-COO^-$に，アミノ基が$-NH_3^+$に解離して両性イオン（zwitterion）となる（**図2B-3**）．このとき，カルボキシ

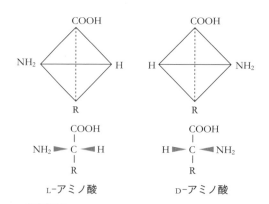

図 2B-2 α-アミノ酸の鏡像異性体の構造

表 2B-1　たんぱく質を構成するアミノ酸

分　類	側鎖の構造	名　称	略記号	分子量	等電点
脂肪族アミノ酸	H−	グリシン (glycine)	Gly (G)	75.1	5.97
	CH₃−	アラニン (alanine)	Ala (A)	89.1	6.02
	CH₃−CH−（CH₃）	バリン (valine)	Val (V)	117.1	5.97
	CH₃−CH−CH₂−（CH₃）	ロイシン (leucine)	Leu (L)	131.2	5.98
	CH₃−CH₂−CH−（CH₃）	イソロイシン (isoleucine)	Ile (I)	131.2	6.02
	HO−CH₂−	セリン（serine）	Ser (S)	105.1	5.68
	CH₃−C（H）（OH）−	トレオニン (threonine)	Thr (T)	119.1	5.60
芳香族アミノ酸	⬡−CH₂−	フェニルアラニン (phenylalanine)	Phe (F)	165.2	5.48
	HO−⬡−CH₂−	チロシン (tyrosine)	Tyr (Y)	181.2	5.67
複素環式アミノ酸	（indole）−C−CH₂−	トリプトファン (tryptophan)	Trp (W)	204.2	5.88
	CH₂−CH₂／CH₂−CH−COOH（N,H環）	プロリン* (proline)	Pro (P)	115.1	6.30
酸性アミノ酸	HO−C（=O）−CH₂−	アスパラギン酸 (aspartic acid)	Asp (D)	133.1	2.98
	HO−C（=O）−CH₂−CH₂−	グルタミン酸 (glutamic acid)	Glu (E)	147.1	3.22
塩基性アミノ酸	NH₂−CH₂−CH₂−CH₂−CH₂−	リシン (lysine)	Lys (K)	146.2	9.74
	NH₂−C（=NH）−NH−CH₂−CH₂−CH₂−	アルギニン (arginine)	Arg (R)	174.2	10.76
	HC=C−CH₂−（imidazole N−NH）	ヒスチジン (histidine)	His (H)	155.2	7.59
含硫アミノ酸	HS−CH₂−	システイン (cysteine)	Cys (C)	121.2	5.02
	CH₃−S−CH₂−CH₂−	メチオニン (methionine)	Met (M)	149.2	5.06
酸性アミノ酸の酸アミド	O=C（NH₂）−CH₂−	アスパラギン (asparagine)	Asn (N)	132.1	5.41
	O=C（NH₂）−CH₂−CH₂−	グルタミン (glutamine)	Gln (Q)	146.2	5.70

注：アミノ酸の基本構造については**図 2B-1** 参照．色文字で表記したアミノ酸は必須アミノ酸である．
*全構造を示した．

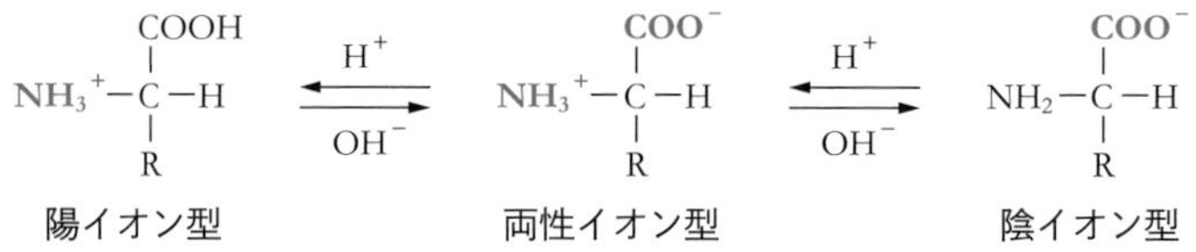

図 2B-3 アミノ酸の解離

基はプロトン供与体であるため酸として働き，アミノ基はプロトン受容体であるため塩基
として働く．酸性溶液中では，カルボキシ基は−COOHとなり，アミノ基は−NH$_3^+$となっ
て，アミノ酸は＋に荷電する．逆に，アルカリ性溶液中では，それぞれ−COO$^-$と−NH$_2$
となって，アミノ酸は−に荷電する．＋と−の電荷が等しくなるpHを，そのアミノ酸の
等電点（isoelectric point）という．中性アミノ酸の等電点は5～6，塩基性アミノ酸の等
電点は8～10，酸性アミノ酸の等電点は3付近である（**表 2B-1**）．

2）アミノ酸の溶解性

アミノ酸の水に対する溶解性は側鎖の性質に依存する．側鎖にアミノ基，カルボキシ基，
水酸基（ヒドロキシ基）などを持つアミノ酸は，水分子と親和性が強いため親水性が大き
く，逆に，脂肪族および芳香族の側鎖を持つアミノ酸は，水分子との親和性が弱いため水
に溶けにくい．

3）アミノ酸の呈色反応

アミノ酸は，特定の試薬と反応して呈色物質を生成する．代表的な呈色反応として，**ニ
ンヒドリン反応**がある．遊離の α-アミノ基を持つ α-アミノ酸は，ニンヒドリンと加熱す
ると反応して紫色の生成物を生じる．また，α-アミノ酸は 2,4-ジニトロ-1-フルオロ-ベ
ンゼン（DNFB）と弱アルカリ条件下で反応して黄色の 2,4-ジニトロフェニルアミノ酸
を生成する．これらの反応は，アミン酸の定量やたんぱく質やペプチドのアミノ酸配列を
決定するのに用いられている．さらに，アミノ酸の側鎖の反応として，チロシンの**ミロン
反応**，アルギニンの**坂口反応**，トリプトファンの**キサントプロテイン反応**がある．たんぱ
く質はアミノ酸が結合しているものであるため，これらの反応はたんぱく質の検出にも用
いられている．

❷ たんぱく質の構造

1つのアミノ酸のカルボキシ基と他のアミノ酸のアミノ基から1分子の水がとれて生じ
る結合を**ペプチド結合**（peptide bond）という（**図 2B-4**）．2つのアミノ酸がペプチド結
合したものを**ジペプチド**（dipeptide），3つのアミノ酸が結合したものを**トリペプチド**
（tripeptide），10個程度のアミノ酸が結合したものを**オリゴペプチド**（oligopeptide），多
数のアミノ酸がペプチド結合したものを**ポリペプチド**（polypeptide）という．

ポリペプチドとたんぱく質の呼び方は明確には区別されていないが，アミノ酸残基数が
およそ50以上のポリペプチドをたんぱく質ということが多い．したがって，たんぱく質
は多数のアミノ酸が鎖状に結合した高分子化合物であり，たんぱく質分子はそれぞれ固有
の立体構造をとる．たんぱく質の構造は，一,二,三および四次構造に分けて理解されてい
る．

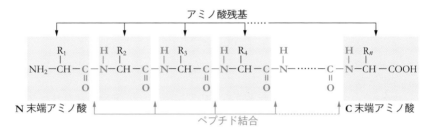

図 2B-4 アミノ酸からのペプチド結合の形成

図 2B-5 たんぱく質の一次構造

a. たんぱく質の一次構造

　　たんぱく質を構成するアミノ酸の配列順序を一次構造（primary structure）といい，ペプチド鎖の両端には，遊離アミノ基と遊離カルボキシ基が存在し，それぞれアミノ末端（N末端）およびカルボキシ末端（C末端）と呼ばれる（**図2B-5**）．アミノ酸どうしを結合しているペプチド結合は共有結合（covalent bond）であり，その結合力はきわめて強い．そのため，加熱や希酸や希アルカリの処理では切断されない．このため，たんぱく質のアミノ酸組成を解析するために，たんぱく質をアミノ酸まで完全に加水分解するには，減圧下において，$6\,mol/L$の塩酸中で$110\,℃$，24時間の加熱処理を必要とする．

　　たんぱく質の一次構造を決定する方法には，大きく分けて2種類ある．1つは，たんぱく質そのものをたんぱく質分解酵素（プロテアーゼ protease）で断片化し，得られたペプチドをエドマン分解法でアミノ酸の配列をN末端から順次決定する．もう1つは，たんぱく質のアミノ酸配列をコードしているDNAを得て，その塩基配列からたんぱく質の一次構造を推定する方法である．後者の方法が簡便で迅速な方法として多用されている．

b. たんぱく質の二次構造

　　ポリペプチド鎖（たんぱく質）は，ペプチド結合の性質に基づいて二次構造（secondary structure）をとる．これは，ペプチド結合の$C=O$基と$N-H$基が同一平面上に存在しており，とりうる二次構造の種類が制約を受けることと，$C=O$基の酸素と$N-H$基の水素の間にできる多数の水素結合（hydrogen bond）によって形成され，安定な立体構造を形成する．

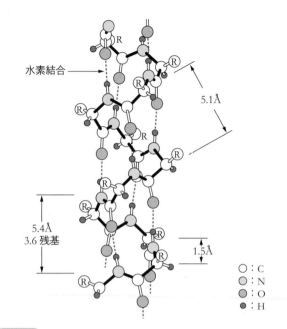

図 2B-6 たんぱく質の二次構造 ―― 右巻き α ヘリックス

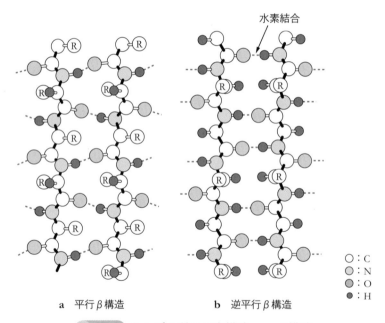

a　平行 β 構造　　　　b　逆平行 β 構造

図 2B-7 たんぱく質の二次構造 ―― β 構造

　　二次構造には規則的な構造と不規則的な構造がある．規則的な構造としては，α ヘリックス（α-helix structure）（**図 2B-6**）と β 構造（β-structure）（**図 2B-7**）がある．α ヘリックスは右巻きのらせん構造で，3.6 個のアミノ酸残基で 1 回転している．β 構造は，2 本平行に並んだペプチド鎖の間で水素結合が形成されて安定化しており，2 本が同じ向きのものを**平行 β 構造**，逆の向きのものを**逆平行 β 構造**という．たんぱく質分子中には，こ

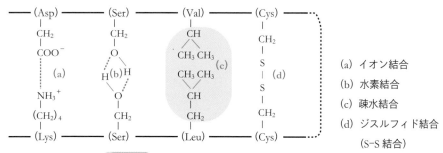

図 2B-8 たんぱく質の三次構造を支える結合

のような規則的構造よりもむしろ規則性のみられない構造を持った部分が多く，これらを**不規則構造**（random coil）と呼ぶ．

c. たんぱく質の三次構造

　二次構造をとっているポリペプチド鎖は，さらに折りたたまれて，三次構造（tertiary structure）と呼ばれる立体構造をとり，機能性を発揮するものが多い．この三次構造は，一次構造であるアミノ酸配列に依存し，三次構造の形成と安定化には，ポリペプチド側鎖間の水素結合，**疎水結合**（hydrophobic bond），**イオン結合**（ionic bond），**ジスルフィド結合**（S-S 結合，disulfide bond）などの結合が寄与している（**図 2B-8**）．特に，疎水結合による疎水性相互作用の寄与が最も大きい．

　疎水結合は，非極性の炭化水素鎖（アラニン，バリン，ロイシンなどの側鎖）や芳香環（チロシン，フェニルアラニンなどの側鎖）の間で形成され，たんぱく質分子の中心に集まろうとする．逆に，ポリペプチド鎖中の極性の側鎖（アミノ基，カルボキシ基など）を持つアミノ酸は，たんぱく質分子の表面に現れる．このように疎水基が分子の内部に，親水基が分子の表面に存在することで，分子量が大きいたんぱく質でも水との親和性が高くなり，水に可溶となる．

　たんぱく質の三次構造は，主として X 線解析などにより明らかにされており，多くのたんぱく質の三次構造が決定されている．三次構造をとったたんぱく質は，**球状または繊維状**となる．オボアルブミンやリゾチームなどは球状たんぱく質であり，コラーゲンやケラチンなどは繊維状たんぱく質である．

d. たんぱく質の四次構造

　たんぱく質は，通常 1 本のポリペプチド鎖からできているが，複数のたんぱく質分子が非共有結合で会合して機能を持った重合体を形成する場合がある．特に，分子量 10 万以上のたんぱく質は，2 本以上のポリペプチド鎖が会合している場合が多く，分子量が 100 万を超えることもある．この重合体を構成するポリペプチド鎖を**サブユニット**（subunit）といい，サブユニットの数により，**二量体**（dimer），**三量体**（trimer），**四量体**（tetramer）などという．このように，複数のポリペプチド鎖が会合した構造を四次構造（quarternary structure）という．たとえば，血清中に存在するヘモグロビンは，α 鎖サブユニット 2 個と β 鎖サブユニット 2 個が会合してできており，4 個のサブユニットからなる分子量

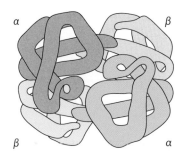

図 2B-9 たんぱく質の四次構造 —— ヘモグロビン

三次構造をとった4個のサブユニット（α鎖，β鎖各2個）
が集まって四次構造を作る．

表 2B-2 たんぱく質の構造

種　類		分子の形態	結合の種類
一次構造		ポリペプチド鎖	共有結合
高次構造	二次構造	αヘリックス・β構造・不規則構造	水素結合
	三次構造	球状・繊維状 （二次構造をとったポリペプチド鎖が立体的に折りたたまれる）	水素結合 疎水結合 イオン結合 ジスルフィド結合
	四次構造	会合体 （三次構造をとったポリペプチド鎖が会合する）	非共有結合

64,500の分子を形成する（**図2B-9**）．

　二次，三次，四次構造をまとめて高次構造といい，一次構造と区別する．**たんぱく質の溶解性，酵素活性などは高次構造に依存している**．たんぱく質の構造の種類，その分子形態および構造を維持する結合の種類を**表2B-2**にまとめた．

❸ たんぱく質の分類

　たんぱく質は，構成成分，溶解性，分子形態および生理機能によって以下のように分類されている．

a. 構成成分による分類

　たんぱく質は，アミノ酸のみで構成されている単純たんぱく質（single protein），アミノ酸に糖質や脂質などが結合した複合たんぱく質（conjugated protein），さらに単純たんぱく質や複合たんぱく質から加熱，酸，アルカリ，酵素などの物理・化学的処理によって生じた誘導たんぱく質（derived protein）に分類されてきた．しかし，従来，単純たんぱく質として扱われてきたものの中に，アミノ酸以外の構成成分を含むものがあることが明らかにされてきており，現在同定されているたんぱく質のほとんどは複合たんぱく質に属している．

表 2B-3　複合たんぱく質の分類

たんぱく質	複合成分	特徴	例
糖たんぱく質 (glycoprotein)	糖類	水に溶けやすい N 型糖鎖および O 型糖鎖がある	オボアルブミン，オボムコイド，コラーゲン，ペプシン
リポたんぱく質 (lipoprotein)	中性脂肪 リン脂質 コレステロール	血液中で脂質の輸送に関与する 脂質を含むため単純たんぱく質に比べて密度が低い	VLDL，LDL，HDL，リポビテリン
色素たんぱく質 (chromoprotein)	鉄プロトポルフィリン リボフラビン	鉄や銅などを含む色素と結合している	ヘモグロビン，ミオグロビン，チトクローム c，カタラーゼ
リンたんぱく質 (phosphoprotein)	リン酸	リン酸がセリンやトレオニンの水酸基（ヒドロキシ基）と結合している	カゼイン，ホスビチン，ビテリン
核たんぱく質 (nucleoprotein)	DNA RNA	核酸がたんぱく質と複合体を形成している	ヒストン，リボソーム

　複合たんぱく質は，糖，脂質，核酸，色素などの有機物質が結合したものと，リン酸，鉄などの無機物質が結合したものがあり，複合成分によって表 2B-3 のように分類される．この複合成分の多様性がたんぱく質の機能の多様性に大きく寄与している．

　誘導たんぱく質には，一次誘導たんぱく質（天然たんぱく質がわずかに変性したもの）と二次誘導たんぱく質（一次誘導たんぱく質からさらに分解されたもの）に分けられる．一次誘導たんぱく質の代表例としてゼラチンがあげられる．ゼラチンは，コラーゲンを水と煮沸することにより得られる．二次誘導たんぱく質としては，ペプトンがあげられ，これは種々のたんぱく質を酵素，酸，アルカリなどで部分的に加水分解することにより得られる．

b．溶解性による分類

　たんぱく質は，水，塩溶液，アルコール，酸，アルカリへの溶解性から，表 2B-4 のように分類される．これらの性質は，たんぱく質の抽出，分離，精製に利用される．

c．分子形態による分類

　たんぱく質は，その分子形態から球状たんぱく質と繊維状たんぱく質に分類される．酵素たんぱく質，アルブミン，グロブリンなどはすべて球状たんぱく質であり，ポリペプチド鎖が折りたたまれて球状となるが，その場合，親水性の側鎖が分子の表面に局在し，水分子と接することで水や塩溶液に可溶となる．球状たんぱく質は，酵素やホルモンなどの生理機能を持つものが多い．繊維状たんぱく質は，多くが構造たんぱく質で水に不溶なものが多い．硬たんぱく質はすべてこれに属し，コラーゲン，ケラチン，エラスチンなどがある．

d．生理機能による分類

　たんぱく質の生理機能に基づいた分類を表 2B-5 に示した．

表 2B-4　溶解性によるたんぱく質の分類

たんぱく質	溶解性					特徴	例
	水	塩溶液	希酸	希アルカリ	アルコール		
アルブミン (albumin)	+	+	+	+	−	熱で凝固 飽和硫安*で析出 動植物に広く分布	オボアルブミン（卵白） ラクトアルブミン（乳） ロイコシン（こむぎ）
グロブリン (globulin)	−	+	+	+	−	熱で凝固 飽和硫安*で析出 動植物に広く分布	ミオシン（筋肉） アクチン（筋肉） オボグロブリン（卵白） ラクトグロブリン（乳） グリシニン（だいず）
プロラミン (prolamin)	−	−	+	+	+	植物の貯蔵たんぱく質	グリアジン（こむぎ） ホルデイン（おおむぎ） ツェイン（とうもろこし）
グルテリン (glutelin)	−	−	+	+	−	植物の貯蔵たんぱく質	オリゼニン（こめ） グルテニン（こむぎ） ホルデニン（おおむぎ）
ヒストン (histone)	+	+	+	−	−	塩基性たんぱく質 核酸と結合して細胞核に存在	胸腺ヒストン 肝臓ヒストン
プロタミン (protamine)	+	+	+	+	−	核特異的な塩基性たんぱく質 魚類の精子に多く存在	サルメン（さけの白子） クルペイン（にしんの白子） チニン（まぐろの白子）
硬たんぱく質 (scleroprotein)	−	−	−	−	−	通常の溶液に不溶 動物の結合組織に存在	コラーゲン（軟骨・皮膚） エラスチン（腱・靭帯） ケラチン（表皮・毛・爪）

*硫酸アンモニウムともいう.

表 2B-5　生理機能によるたんぱく質の分類

分類	例
酵素	リボヌクレアーゼ，トリプシン
輸送たんぱく質	ヘモグロビン，ミオグロビン，リポたんぱく質，トランスフェリン
栄養素および貯蔵たんぱく質	オリゼニン，グルテニン，ツェイン，オボアルブミン，カゼイン，フェリチン，ホスビチン
収縮性または運動たんぱく質	アクチン，ミオシン，チューブリン，ダイニン
構造たんぱく質	コラーゲン，エラスチン，ケラチン，フィブロイン，レシリン
防御たんぱく質	抗体，フィブリノーゲン，トロンビン，ボツリヌス毒素，ジフテリア毒素，ヘビ毒，リシン
調節たんぱく質	インスリン，グルカゴン，成長ホルモン，コルチコトロピン，トロポニン，リプレッサー，カルモジュリン

❹ たんぱく質の性質

a. たんぱく質の分子量

　　たんぱく質はアミノ酸残基 50 程度以上から構成されており，その大きさは，アミノ酸残基数 51，分子量 5,807 のインスリンから，分子量 2,993,000 のコネクチンに及ぶ．たんぱく質は高分子であり，一般に溶液中では親水性のコロイドとして存在するため，動植物

表 2B-6　たんぱく質の分子量

たんぱく質	分子量	ポリペプチド鎖数
インスリン	5,807	2
ラクトアルブミン	14,000	1
リゾチーム	14,300	1
ミオグロビン	16,890	1
アクチン	41,872	1
オボアルブミン	45,000	1
ヘモグロビン	64,500	4
ミオシン	480,000	6
コネクチン	2,993,000	1

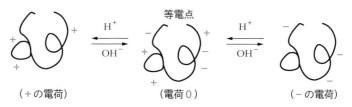

図 2B-10　たんぱく質の電荷と等電点

の半透膜を通過することはできない．代表的なたんぱく質の分子量を**表 2B-6**に示した．

b．たんぱく質の等電点

　たんぱく質を構成するアミノ酸の側鎖には，アミノ基，カルボキシ基など解離するものが多く存在するため，たんぱく質は＋電荷と－電荷をあわせ持つ両性電解質である．これらの側鎖の電離状態は溶液の pH によって変化し，酸性溶液中では＋の電荷が増加し，塩基性溶液中では－の電荷が増加する．また，ある pH では，＋と－の電荷が等しくなり，たんぱく質全体としての電荷が 0 になる（**図 2B-10**）．そのときの pH をそのたんぱく質の等電点というが，等電点はたんぱく質の種類によって異なる．代表的なたんぱく質の等電点を**表 2B-7**に示した．たんぱく質分子は等電点では不安定となり，その溶解度は最小となる．これを利用した等電点沈殿法は，たんぱく質の分離・精製の有力な手段となる．たとえば，カゼインの等電点は pH 4.6 であるため，その pH にすると沈殿し，精製することができる．

c．たんぱく質の溶解性

　水または塩溶液に可溶なたんぱく質は，溶液中で水分子と水素結合している．たんぱく質の溶解度は，薄い塩溶液（食塩，硫酸アンモニウムなど）では上昇するが，高濃度の塩溶液では低下し，たんぱく質は沈殿する．これを塩析（salting out）といい，この性質を利用して，硫酸アンモニウム（硫安）によるたんぱく質の除去，濃縮，精製が行われる（硫安沈殿法）．また，同様にたんぱく質溶液にエタノールやアセトンを添加すると，たんぱく質は変性して沈殿する．しかし，低温（10℃以下）でこれらの有機溶媒を加えるとたんぱく質を変性させずに沈殿させることができ，これにより，たんぱく質の除去，精製が

表 2B-7 たんぱく質の等電点

たんぱく質	等電点	たんぱく質	等電点
ペプシン	<1	ラクトグロブリン	5.2
オボムコイド	3.9～4.5	ミオシン	5.4
グルテニン	4.4～4.5	ミオグロビン	6.8
オボアルブミン	4.6	ヘモグロビン	6.8
ラクトアルブミン	4.6	キモトリプシン	8.1～8.6
カゼイン	4.6	リゾチーム	10.8
アクチン	4.7	プロタミン	12.0～12.4

行われる（有機溶媒沈殿法）.

d. たんぱく質の紫外線吸収スペクトル

たんぱく質溶液は，波長 280 nm 付近で吸収極大，250 nm 付近に吸収極小を持つ吸収スペクトルが得られる．280 nm の吸収は，たんぱく質を構成しているトリプトファン，チロシン，フェニルアラニンのアミノ酸残基の芳香族側鎖に由来する．この性質を利用して紫外分光光度計を用い，280 nm の吸収値からたんぱく質の濃度を求めることができる．

e. たんぱく質の呈色反応

たんぱく質は，アミノ酸と同様に，ニンヒドリン反応，ビュレット反応，キサントプロテイン反応により呈色反応を示す．この呈色反応は，たんぱく質構成アミノ酸の側鎖の官能基に由来するものであり，これによってたんぱく質を定量することができる．

f. たんぱく質の抗原性

たんぱく質は抗原性（antigenicity）を持っており，異種動物の腹腔もしくは静脈にたんぱく質を投与することにより，血清中に抗原たんぱく質に対する抗体（antibody）が産生される．この抗体は，抗原たんぱく質と抗原抗体反応により特異的に結合するため，微量たんぱく質の検出，精製，定量などに広く利用されている．

❺ たんぱく質の変性

たんぱく質の機能や性質の多様性は，その複雑な高次構造に依存している．たとえば，たんぱく質でできている酵素は，一定の高次構造をとることで初めて酵素として活性を示す．また，筋肉たんぱく質であるミオシンやアクチンは，一定の立体構造をとって筋肉を収縮している．

たんぱく質の立体構造が，物理的あるいは化学的な処理によって変化すると，たんぱく質としての性質が変化する．この変化をたんぱく質の変性（denaturation）という．変性はたんぱく質の高次構造（二次～四次構造）の変化によるもので，一次構造であるアミノ酸残基間のペプチド結合の切断によるものではない．たんぱく質の変性は，ほとんどが不可逆的な変化である．たんぱく質の変性の過程を図2B-11に示した．

たんぱく質の変性を起こす要因としては，加熱，冷凍，撹拌，表面張力の変化，希釈，

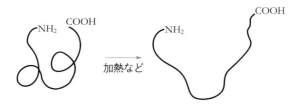

図 2B-11 たんぱく質の変性

表 2B-8 たんぱく質の変性を利用して調理・製造される食品例

変性要因（方法）	食 品 例
加熱（煮る，焼くなど）	ゆで卵，卵焼き，湯葉，かまぼこ，ちくわ，焼き肉
表面張力（泡立て，撹拌など）	スポンジケーキ，アイスクリーム
凍 結	凍り豆腐（高野豆腐）
酸（乳酸発酵，酢の添加など）	ヨーグルト，しめさば
アルカリ（炭酸ソーダ*や石灰の添加）	ピータン
金属塩（カルシウムやマグネシウムの添加）	豆腐

*炭酸ナトリウムともいう．

乾燥などの物理的要因と，酸・アルカリ・有機溶媒・金属塩の添加，尿素・塩酸グアニジンなどの変性剤や界面活性剤の添加，還元剤によるジスルフィド結合の切断などの化学的要因に大別される．変性したたんぱく質は，変性前のたんぱく質とは違う性質を示す．たんぱく質が変性すると，溶解度の低下，沈殿，凝固，粘性増加などが起こり，消化酵素を含むたんぱく質分解酵素の作用を受けやすくなる．

　これらのたんぱく質の変性は，食品の加工や調理に利用されている．代表的な利用法を**表 2B-8** に示した．卵焼き，焼き肉，かまぼこ，ちくわなどはたんぱく質の加熱による変性を利用した食品である．たんぱく質が熱変性して凝固する温度はたんぱく質の種類によって異なるが，一般的には 50 ～ 70℃である．可溶性たんぱく質であるアルブミン，グロブリン類は，特に加熱変性を受けやすい．たんぱく質が加熱変性を起こす温度は，たんぱく質の濃度，電解質の共存，pH などに依存している．

　スポンジケーキやアイスクリームは，原料を撹拌することによってたんぱく質を変性させ不溶性の被膜を作り，生じた被膜に空気を包み込ませて気泡を形成させることにより製造する．凍り豆腐は，凍結した豆腐を約 3 週間貯蔵することにより，たんぱく質を変性させ保水性を失わせた後，解凍・乾燥して製造する．ヨーグルトは，牛乳を乳酸発酵させ，カゼインを等電点沈殿させて製造する．ピータンは，炭酸ソーダ（炭酸ナトリウム）や石灰などのアルカリ性物質の泥状物をアヒルの卵の表面に塗ることにより，卵の中にそれらを浸透させて卵白卵黄中のたんぱく質をゲル化させて製造する．豆腐は，凝固剤であるにがりに含まれるカルシウムやマグネシウムイオンによって，豆乳中の加熱変性させたたんぱく質であるグロブリン（グリシニン）のポリペプチド鎖のカルボキシ基どうしを結び付けて架橋し，凝固させて製造する．

❻ たんぱく質の栄養価

　　たんぱく質の栄養価は，たんぱく質の消化管からの吸収性と，たんぱく質を構成している必須アミノ酸含量によって決まる．食品のたんぱく質の栄養価を示す化学的評価法として**アミノ酸スコア**がある．

　　アミノ酸スコアは，2007（平成19）年に国連食糧農業機関（FAO）/世界保健機関（WHO）/国連大学（UNU）が提案したアミノ酸評点パターンを基準として，これと比較して個々の食品中の各必須アミノ酸の含有度を示した値である．つまり，食品たんぱく質の各必須アミノ酸含量を，アミノ酸評点パターン中のそれぞれのアミノ酸含量で除して基準値に対する含有比（％）を算出し，この値の最も小さいアミノ酸を**第一制限アミノ酸**として，その値から食品たんぱく質の栄養価を評価する方法である．卵，牛乳，肉，魚などの動物性たんぱく質には制限アミノ酸がなく，アミノ酸スコアは100もしくはそれに近い値であるのに対して，植物性たんぱく質には制限アミノ酸を持つものが多く，穀類ではリシン，豆類では含硫アミノ酸が制限アミノ酸となり，アミノ酸スコアが小さくなる．

　　しかし，わが国では，食事摂取基準の策定において，アミノ酸評点パターンを基準にしたたんぱく質の栄養価評価法を用いていない．なぜなら，食事調査などの結果から，日本人が食事から摂取しているたんぱく質は，この評点パターンを充足しているためである．

❼ 食品の品質に関与する酵素

　　食品中には多くの酵素（enzyme）が存在し，保存中に品質に大きな影響を及ぼす場合がある．酵素と酵素反応については，第4章 B.酵素的変化（p.120）で詳しく述べる．

練習問題

(1)　たんぱく質に関する記述である．正しいのはどれか．1つ選べ．
　①　たんぱく質の変性は，冷凍や乾燥では起こらない．
　②　加熱によってたんぱく質の変性は起こるが，これは，三次構造の変化であって，一次構造，二次構造の変化ではない．
　③　たんぱく質の凝固温度は，たんぱく質の種類によって異なり，たんぱく質溶液の濃度，pH，塩濃度には依存しない．
　④　たんぱく質は，pHを酸性やアルカリ性にすると水素結合が切れて変性する．
　⑤　豆腐を製造する際に，にがりを加えるのは大豆たんぱく質のそれぞれのポリペプチド鎖の水酸基（ヒドロキシ基）どうしを結び付けるためである．
(2)　たんぱく質に関する記述である．誤っているのはどれか．1つ選べ．
　①　たんぱく質を構成するアミノ酸は20種類であるが，これらはすべてL-α-アミノ酸である．
　②　オルニチンは尿素回路に関与するアミノ酸であるが，たんぱく質を構成するアミノ酸ではない．

③　システインとメチオニンは，含硫アミノ酸であり，リシンやアルギニンは塩基性アミノ酸である．

④　たんぱく質溶液は，等電点で電荷によるたんぱく質の反発力が最低となり，沈殿しやすくなる．

⑤　グルタミン酸は，その側鎖にカルボキシ基を有する酸性アミノ酸である．

(3)　たんぱく質に関する記述である．誤っているのはどれか．1つ選べ．

①　グロブリンは水に不溶で薄い塩溶液に可溶な単純たんぱく質であり，ミオシンやアクチンがその例である．

②　グルテリンやプロラミンは水や塩溶液に不溶で，酸やアルカリの溶液に可溶なたんぱく質であるが，グルテリンは 60 〜 80 ％のエタノールに溶ける．

③　グルテリンにはこめのオリゼニンやこむぎのグルテニンなどが，プロラミンにはとうもろこしのツェインやこむぎのグリアジンなどが属する．

④　牛乳中の主要たんぱく質はカゼインであるが，酸を添加して pH を 4.6 にすると沈殿する．

⑤　ヘム色素などの金属ポルフィリンが結合している複合たんぱく質を色素たんぱく質といい，筋肉中のミオグロビンなどがある．

C 炭水化物

炭水化物（carbohydrate）は地球上で最も多量に存在する有機化合物であり，動物，植物，微生物中に広く分布している．生体においてはデンプンやグリコーゲンのようなエネルギー源の貯蔵物質，セルロースやキチンのような構造組織物，また細胞表面糖鎖のように生体情報の伝達などに関わるものもある．

食品としての炭水化物は**エネルギー源**としての役割が特に重要であるが，低分子量の炭水化物は**甘味**によりおいしさへ寄与するものが多く，高分子量の炭水化物は特徴的な物性を与えるものが多い．また，食物繊維のように，直接的にエネルギー源とはならないものの，腸内細菌叢の改善作用や糖の吸収遅延による食後血糖の上昇抑制作用などの**機能性**を持つものもある．なお，ヒトの消化酵素で分解されエネルギー源となる炭水化物を**利用可能炭水化物**と呼ぶ．

炭水化物は基本的に炭素（C），水素（H），酸素（O）で構成されており，$C_m(H_2O)_n$ の式で表現される．ただし，実際には乳酸（$C_3H_6O_3$）や酢酸（$C_2H_4O_2$）のように，この式に当てはまるにもかかわらず炭水化物の仲間ではないもの，あるいはデオキシリボースのように核酸の構成成分として重要であるにもかかわらずこの式に当てはまらないものも存在する．そのため，伝統的には炭水化物という用語も用いられるが，脂質やたんぱく質と同様に**糖質**（saccharide）という呼び方が一般的である．

糖質は構成単位である**単糖**，それらが数個つながった**オリゴ糖**，またさらに多数つながった**多糖**に分類される．単糖は複数のヒドロキシ基（−OH）と，1つのアルデヒド基（−CHO）あるいはケトン基（＞CO）を持つポリヒドロキシカルボニル化合物である．

❶ 単 糖 （monosaccharide）

単糖は糖質を構成する最小単位であり，消化酵素によってはそれ以上加水分解されない．**ブドウ糖**，すなわち**グルコース**（glucose）のように，糖は語尾に -ose を付けて命名される．アルデヒド基を持つ糖を**アルドース**（aldose），ケトン基を持つ糖を**ケトース**（ketose）と呼び（**図2C-1**），アルドースとしてはグルコースやガラクトース，またケトースとしてはフルクトースが代表的である．また単糖は，構成される炭素の数によっても，五炭糖（ペントース pentose），六炭糖（ヘキソース hexose）のように分類される．食品成分として

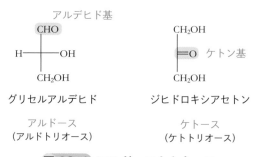

図 2C-1 アルドースとケトース

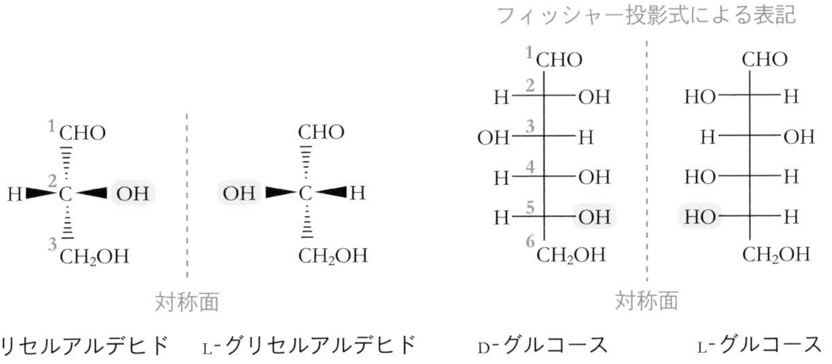

フィッシャー投影式による表記

D-グリセルアルデヒド　　L-グリセルアルデヒド　　D-グルコース　　L-グルコース

図 2C-2 D 型, L 型のグリセルアルデヒドとグルコースの化学構造

は特に**ヘキソース**が重要である．これらの呼び方を組み合わせて，アルドヘキソースのようにも使われる．

a. 鏡像異性体

最も炭素数の少ないアルドース（トリオース）はグリセルアルデヒドであり，アルデヒド基から順番に 1 位，2 位，3 位とした場合，2 位の炭素は**不斉炭素（キラル中心）**である（**図 2C-2**）．糖の構造の表記法として，炭素原子の 4 つの結合手のうち横に書いた結合手を紙面の手前側とする**フィッシャー投影式**（Fischer projection）がよく用いられる．フィッシャー投影式で表した際に，カルボニル基（アルデヒド基またはケトン基）から最も遠いヒドロキシ基が右にある場合を D 型，左にある場合を L 型と呼ぶ．これらは右手と左手のように重ね合わせることができない**鏡像異性体**（enantiomer）であり，それぞれ D-グリセルアルデヒド，L-グリセルアルデヒドのように表記される．

理論的には D 型と L 型の単糖は 50 % ずつ存在しうるが，天然の単糖はほぼすべてが D 型である．鏡像異性体間では**比旋光度**を除くほとんどの物理的，化学的性質は等しいが，呈味性や機能性などの生物学的性質は大きく異なることが多い．比旋光度とは，溶液に平面偏光を通過させた際に偏光面を回転させる性質のことであり，時計回りに回転する性質を右旋性，反時計回りに回転する性質を左旋性と呼ぶ．たとえば D-グリセルアルデヒドは右旋性であり，L-グリセルアルデヒドは左旋性である．

不斉炭素を 2 個以上持つ四炭糖以上の場合は，鏡像異性体以外の立体異性体（ジアステレオマー diastereomer）も存在する．

b. 環状構造

ペントース以上の炭素数の単糖は，水溶液中ではそのほとんどがカルボニル基とヒドロキシ基が分子内で**ヘミアセタール結合**を形成することで（**図 2C-3**），五員環（**フラノース**）あるいは六員環（**ピラノース**）の環状構造となっている（**図 2C-4**）．環状構造の表記法としては**ハース投影式**（Haworth projection）がよく用いられる．三員環や四員環は立体的なひずみが大きく不安定であるため，ほとんど存在しない．環状構造形成の際にヘミアセタール性ヒドロキシ基は環の上側と下側のいずれにも配向しうるため，1 位の炭素原子

$$R'-OH + R-\overset{\overset{\displaystyle O}{\|}}{CH} \rightleftarrows \overset{\overset{\displaystyle R'-O}{\diagdown}}{\underset{\underset{\displaystyle R}{\diagup}}{CH-OH}} + R''-OH \rightleftarrows \overset{\overset{\displaystyle R'-O}{\diagdown}}{\underset{\underset{\displaystyle R}{\diagup}}{CH-O-R''}}$$

ヘミアセタール結合
単糖の分子内反応により
環状構造が形成

アセタール結合
糖どうしの場合をグリコシド
結合と呼び，オリゴ糖や多糖
ができる

図 2C-3 ヘミアセタール構造とアセタール（グリコシド）結合

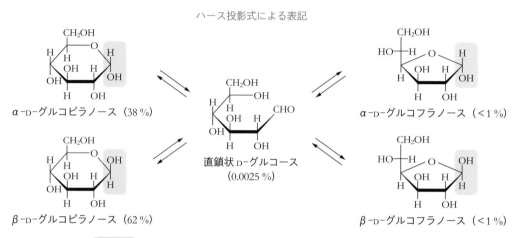

ハース投影式による表記

α-D-グルコピラノース（38 %）

β-D-グルコピラノース（62 %）

直鎖状 D-グルコース
（0.0025 %）

α-D-グルコフラノース（< 1 %）

β-D-グルコフラノース（< 1 %）

図 2C-4 水溶液中のグルコースの直鎖状構造と環状構造の平衡

は新たな不斉炭素となり，2種類の構造異性体（アノマー anomer）ができる．このとき，カルボニル基から最も遠いヒドロキシ基が環形成前と同じ側にある場合を α 型，逆側の場合を β 型と呼ぶ．すなわち，D 型の糖の場合は環状構造の下側にヘミアセタール性ヒドロキシ基がある場合が α 型である．

　α-D-グルコースと β-D-グルコースの比旋光度はそれぞれ +112.2°，+18.7° であるが，水溶液中で放置すると，どちらの場合でも比旋光度は +52.7° で一定になる．この現象を**変旋光**と呼ぶ．これは環状構造における α 型，β 型が直鎖状構造を介して相互変換できるためであり，温度によって存在比は変化する．たとえば，グルコースは 20 ℃ の水溶液中で α 型が 38 %，β 型が 62 % の割合で存在する．果実に含まれるフルクトースの場合，α 型よりも β 型は 3 倍程度強い甘味を持ち，低温にすると β 型の比率が増えるため甘味が増すことが知られている．

c. 還元性

　単糖の環状構造の分子内ヘミアセタール結合は，水溶液中で解離して直鎖状構造となり，アルデヒド基やケトン基となる（**図 2C-4**）．これらのカルボニル基は還元性を示すため，通常の単糖は**還元糖**（reducing sugar）である．環状構造を形成している際にヘミアセタール性ヒドロキシ基が他のヒドロキシ基（たとえば他の単糖の）と結合してアセタール結合となると，還元性は消失する（**図 2C-3**）．すなわち，単糖が複数つながったオリゴ糖や

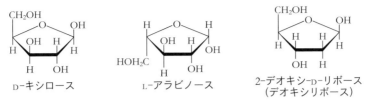

五炭糖（ペントース）

D-キシロース　　　L-アラビノース　　　2-デオキシ-D-リボース（デオキシリボース）

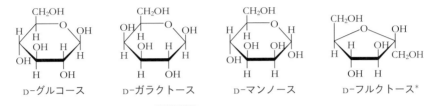

六炭糖（ヘキソース）

D-グルコース　　　D-ガラクトース　　　D-マンノース　　　D-フルクトース*

図 2C-5　五炭糖と六炭糖
*水溶液中では主にピラノース構造であるが，ここではフラノース構造を示す．

多糖では末端の糖のみが還元性を示すため，全体としての還元性はほとんどない．還元性を示す末端を**還元末端**，還元性を示さない末端を**非還元末端**と呼ぶ．還元性を持ちうるヒドロキシ基が結合に関与しているために，還元性を持たない糖を**非還元糖**と呼ぶ．代表的な非還元糖として二糖類のスクロースやトレハロースがある．

糖の還元性を利用した反応として，アルカリ性条件下での Cu^{2+} の還元により赤褐色の沈殿が生じる**フェーリング反応**や，アンモニア塩基性下での Ag^+ の還元により試験管壁に銀鏡ができる**銀鏡反応**などがある．

d. 食品に含まれる単糖

食品中には五炭糖（ペントース）と六炭糖（ヘキソース）が主に存在する（**図2C-5**）．ペントースとしては，キシロースやアラビノースなどが多糖構成成分として存在する．また，リボースから酸素原子が取れたデオキシリボースは核酸などの構成成分として重要である．食品中のヘキソースとしてはグルコース，フルクトース，ガラクトースなどがある．デンプン，セルロース，スクロースなどの構成成分である**グルコース**は果実類やはちみつ中に存在する．**フルクトース**もスクロースやイヌリンの構成成分として重要であり，代表的なケトースである．**ガラクトース**は遊離の状態ではほとんど存在しないが，ラクトースやラフィノース，スタキオースなどのオリゴ糖，寒天などの多糖の構成成分として重要である．

❷ オリゴ糖（oligosaccharide，少糖）

単糖のヘミアセタール性ヒドロキシ基は反応性が高く，他のヒドロキシ基と容易に脱水縮合する（**図2C-3**）．糖どうしの結合を**グリコシド結合**と呼び，アノマーや結合の位置によって α-1,4 結合，α-1,6 結合のようなさまざまな結合が存在する．2 ～ 10 個程度ま

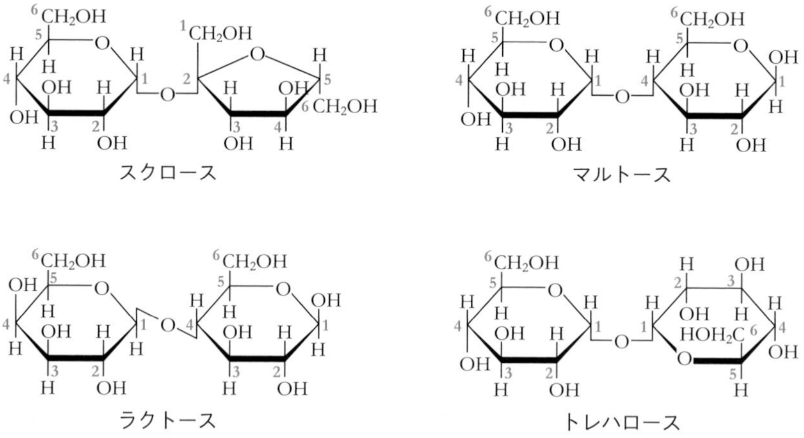

図 2C-6 食品に含まれる代表的な二糖類

での単糖がグリコシド結合でつながったものを**オリゴ糖**（少糖）という．たとえば，2分子の単糖が結合したものは二糖類（disaccharide），3分子であれば三糖類（trisaccharide）のオリゴ糖である．オリゴ糖の中には良質な甘味を持つもののほか，抗う蝕（虫歯）作用，腸内細菌叢の改善効果，保水作用，あるいは糖質の吸収抑制作用などさまざまな機能性を持つものがあり，酵素合成などにより多数のオリゴ糖が開発されている．オリゴ糖は菓子，ガムや飲料などの食品に広く利用され，特定保健用食品の有効成分となっているものもあるが，一般的な食品成分としては特に二糖類が重要である（**図 2C-6**）．またオリゴ糖ではないが，グリコシド結合のヒドロキシ基の供与源として，糖以外のものが結合したものを**配糖体**（glycoside）と呼び，糖質以外の部分を**アグリコン**（aglycon）と呼ぶ．

a. スクロース（sucrose, ショ糖）

　スクロースは砂糖の主成分であり，**ショ糖**とも呼ばれる．サトウキビや甜菜（ビート）より生産される二糖類である．グルコースとフルクトースより構成され，グルコースの1位（α）のヒドロキシ基とフルクトースの2位（β）のヒドロキシ基がグリコシド結合によりつながった構造である．アノマー炭素どうしが結合に関与しているため，構造中に還元末端を持たない非還元糖である．そのため，スクロースは安定性が高い．一般的な天然の糖質の中では，フルクトースに次いで2番目に強い良質な甘味を持つ．菓子や飲料を始め，多くの食品に利用されている非常に重要な糖質である．

b. マルトース（maltose, 麦芽糖）

　マルトースは麦芽などに多く含まれ，**麦芽糖**とも呼ばれる．デンプンにアミラーゼが作用することで生じ，特にβ-アミラーゼをデンプンに作用させるとマルトースが大量に生成される．グルコース2分子がα-1,4結合によりつながった還元性二糖類である．スクロースの50％程度の甘味を持ち，水あめの主成分であるほか，麹，さつまいも（焼きいも）などにも大量に存在する．和菓子やつくだ煮などの甘味料としても用いられる．

c. ラクトース（lactose, 乳糖）

ラクトースは哺乳類の乳にのみ含まれており，乳糖とも呼ばれる．ガラクトースとグルコースが β-1,4 結合した還元性二糖類である．牛乳中の糖質はほとんどがラクトースであるが，甘味がスクロースの 30 ％程度の弱さであるため，牛乳は約 5 ％程度の比較的多い糖質含量であるにもかかわらず毎日摂取しても飽きにくい．ラクトースには腸内細菌叢の改善やカルシウムの吸収促進作用などが報告されている．小腸粘膜のラクトース分解酵素活性が少ない人はラクトースの消化吸収がわるく，牛乳を飲むことで下痢などの症状が起こる．これを乳糖不耐性という．

d. トレハロース（trehalose）

トレハロースは，天然ではしいたけやしめじなどのきのこ類やえび，昆虫などに存在する．グルコース 2 分子が α-1,1 結合した非還元糖であり，高い保水性が特徴である．デンプンを原料とした酵素的な工業生産が可能である．甘味はスクロースの 45 ％程度であるが，保水性やデンプンの老化抑制，匂いマスキング効果などの機能性を持つため，菓子類，冷凍食品，パン，ごはん，肉類など，さまざまな食品に利用されている．また，保湿成分として化粧品にも使われている．

e. ラフィノース（raffinose）とスタキオース（stachyose）

ラフィノースはだいずや甜菜（ビート）などに含まれ，スクロースにガラクトースが結合した構造の非還元性三糖類である．吸湿性が低く，低カロリーであり，また甘味はスクロースの 20 ％程度である．スタキオースはラフィノースにさらにガラクトースが 1 分子結合した構造の非還元性四糖類であり，ラフィノースとともに大豆オリゴ糖の主成分である．これらの糖には腸内細菌叢の改善効果（ビフィズス菌の増殖促進）が知られており，また納豆の発酵効率に影響する重要な糖質でもある．

f. ガラクトオリゴ糖

ガラクトオリゴ糖は，ラクトースに複数のガラクトースが結合したオリゴ糖である．工業的にはラクトースに β-ガラクトシダーゼを作用させ，ガラクトースを付加することで製造される．低カロリー，低う蝕性であり，腸内細菌叢の改善効果が知られている．菓子類，乳酸菌飲料や育児粉乳などに用いられている．

g. フラクトオリゴ糖

フラクトオリゴ糖は，スクロースのフルクトース部分にフルクトース 1 ～ 3 分子を酵素的に結合させたオリゴ糖である．ヒトの消化酵素の作用を受けず，ガラクトオリゴ糖と同様に低カロリー，低う蝕性であり，腸内細菌叢の改善効果が知られている．

h. カップリングシュガー

カップリングシュガーは，スクロースのグルコース部分にグルコースやマルトースを結合させたオリゴ糖である．甘味度はスクロースの 50 ％程度であるが，消化吸収されるためカロリーは通常の糖質と同等である．低う蝕性であるので菓子類などに利用されている．

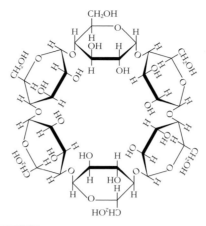

図 2C-7 シクロデキストリンの化学構造

i. シクロデキストリン（cyclodextrin）

シクロデキストリンは 6 ～ 8 分子のグルコースが α-1,4 結合で環状につながったオリゴ糖であり（**図 2C-7**），デンプンを原料として酵素的に合成される．ドーナツ状環状構造の内側は疎水的，外側は親水的であり，内部の空洞に分子を取り込み，**包接化合物**を形成することができる．グルコース 6 分子から形成されるものを α-シクロデキストリン，7 分子からなるものを β-シクロデキストリン，8 分子からなるものを γ-シクロデキストリンと呼ぶ．これらは包摂できる分子の大きさが異なり，用途も使い分けられている．苦味物質を包摂する苦味マスキング（低減）剤や，乳化剤，香り成分の保護などに用いられている機能性糖質である．

❸ 多　糖（polysaccharide）

単糖がグリコシド結合で多数つながったものを**多糖**と呼ぶ．一般的に多糖中には還元末端が少ないため還元性はほとんどなく，また甘味などの味もない．水溶性のもの，不溶性のものがあり，栄養成分としてのみならず食品の物性に関与する成分としても重要である．同種の単糖が結合したものを**単純多糖**といい，デンプンやセルロース，イヌリンなどがある．複数種の単糖や単糖以外の成分が結合した多糖は**複合多糖**といい，寒天やグルコマンナンなどがある．

食品には**食物繊維**（dietary fiber）としての多糖も多く含まれる．食物繊維とはヒトの消化酵素によって消化を受けない難消化性成分の総称であり，**非栄養成分**であるものの，糖質代謝改善効果，脂質代謝改善効果，排便・便性改善効果，腸疾患の予防効果，腸内細菌叢改善効果などのさまざまな生理機能が注目されている．食物繊維は摂取不足が指摘されており，野菜，海藻，きのこ類など，食物繊維を多く含む食品の摂取が望ましい．

食物繊維の分類としては水溶性と不溶性，植物性と動物性のほか，非デンプン性とデンプン性などがある．デンプン性食物繊維には難消化性デキストリンとレジスタントスターチがある．非デンプン性食物繊維にはセルロース，ヘミセルロース，リグニン，ペクチン，

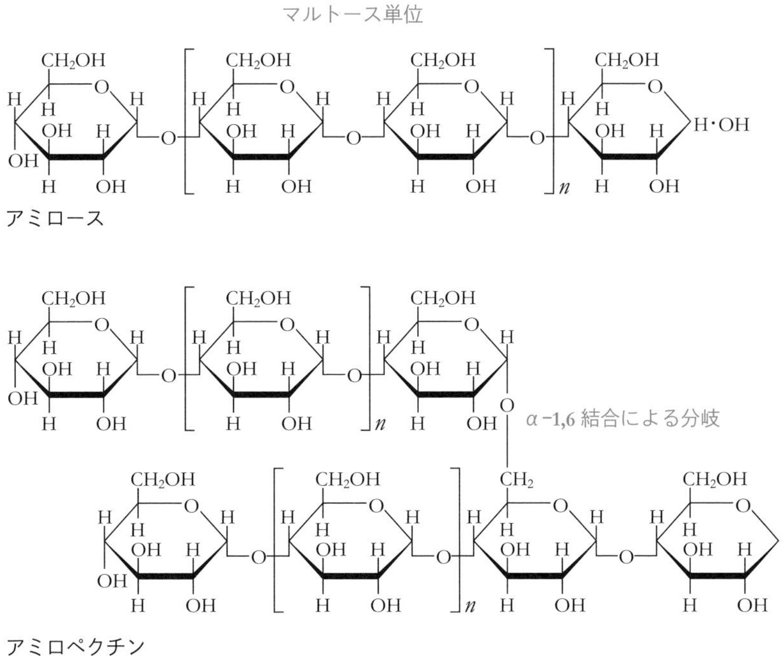

マルトース単位

アミロース

α-1,6 結合による分岐

アミロペクチン

図 2C-8 アミロースとアミロペクチンの化学構造

イヌリン, グルコマンナン, 寒天, カラギーナン, アルギン酸, キチン, フコイダン, ガラクタン, β-グルカンなどがある.

a. デンプン（starch）

デンプンは穀類, いも類, 豆類などの高等植物に貯蔵されているエネルギー源の多糖であり, ほとんどの主食や準主食に含まれる重要な食品成分である. 冷水中で沈殿することから"澱粉"と名付けられた.

デンプンはアミロース（amylose）とアミロペクチン（amylopectin）から構成され, 食品ごとにそれらの構成比や, 重合度（単糖がつながった個数）は異なる. たとえば, 一般的な米デンプンはアミロースが 20 %, アミロペクチンが 80 % 程度の割合で存在するが, もち種のこめはほとんど 100 % がアミロペクチンである. この構成比はさまざまな物性を与え, もち種のこめの粘りは高いアミロペクチン含量によるものである.

アミロースはグルコースが直鎖状に α-1,4 結合でつながった構造であり, アミロペクチンはアミロースのところどころでグルコースが α-1,6 結合により枝分かれした房状構造である（**図 2C-8**）. アミロースの分子量は数万〜数十万程度であり, グルコース 6 分子で 1 回転するらせん構造をとっている. このらせん構造にヨウ素が取り込まれると包接化合物が形成され, 青色を呈する（ヨウ素-デンプン反応）. アミロペクチンは大きいものは分子量 1 千万のものもあるが, 直鎖構造の領域は比較的短いため, ヨウ素-デンプン反応では赤紫色を呈する. ヨウ素-デンプン反応による発色は加熱により可逆的に消える. これは加熱によるらせん構造のゆるみが原因と考えられている.

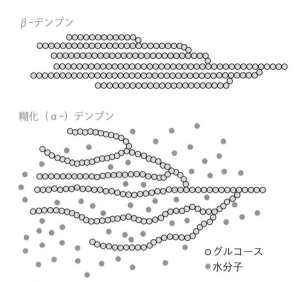

β-デンプン

糊化（α-）デンプン

○グルコース
●水分子

図 2C-9 デンプンの糊化

1）糊化と老化

　生の状態のデンプンは，アミロースとアミロペクチンが密に結合した結晶ミセル構造をとっている．この状態を *β*-**デンプン**と呼ぶ（**図2C-9**）．*β*-デンプンは硬く消化しにくいが，デンプンに水を加え加熱するとミセル構造が壊れ，半透明の糊状に変化する．この現象を**糊化（アルファ化）**といい，この状態のデンプンを *α*-**デンプン**ともいう．糊化することでデンプンは軟らかくなり粘りも出るため，物性が大幅に変わり，また消化を受けやすくなる．

　α-デンプンを放置すると，再びミセル構造をとり *β*-デンプン様の状態になる（完全に同じ状態には戻らない）．この現象をデンプンの**老化**という．アミロース含量の高いデンプンほど老化しやすい傾向がある．*α*-デンプンを高温のまま乾燥させたり，急速に冷凍させたりすることで老化を防ぐことができる．デンプンを糊化後に急速乾燥させたアルファ化米は，水やお湯を加えるだけで食べられるようになるため，非常食や登山用食品などに利用されている．せんべいやようかんもデンプンの老化を防いだ食品である．またスクロースなどの糖を加えることも老化を防ぐために有効である．一方，はるさめは老化を利用した食品である．

2）難消化性デキストリンとレジスタントスターチ

　デキストリン（dextrin）はデンプンを加水分解したものの総称である．難消化性デキストリンはデンプンの酵素加水分解物から難消化性成分を取りだしたもので，水溶性食物繊維の一種である．糖や脂肪の吸収速度を下げる作用，整腸作用などから特定保健用食品の有効成分として利用されている．**レジスタントスターチ**はデンプンそのものであるが，老化などによって消化を受けにくい構造となったものであり，不溶性食物繊維として働く．

b. グリコーゲン（glycogen）

　グリコーゲンは動物の持つデンプン様の貯蔵多糖であり，動物性デンプンとも呼ばれる．動物は摂取した過剰の糖を肝臓や筋肉でグリコーゲンに変えて貯蔵しており，必要に応じ

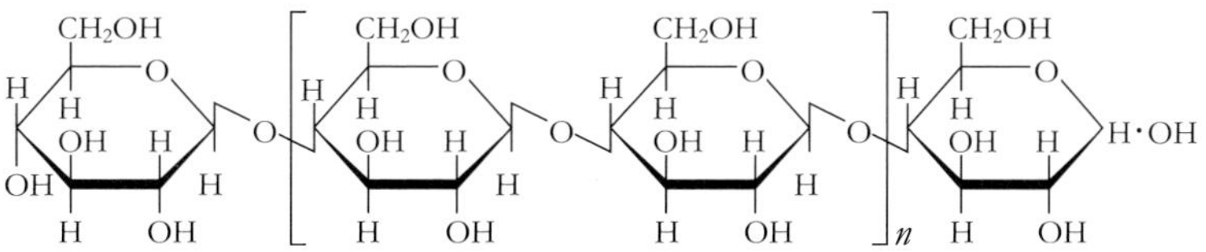

図 2C-10 セルロースの化学構造

てグルコースに分解し，エネルギー源として利用する.

グリコーゲンはアミロペクチンと同様にグルコースが α-1,4 結合でつながった直鎖構造から α-1,6 結合により多数枝分かれした構造である．アミロペクチンよりも枝分かれの頻度が多く，また直鎖状部分がグルコース 10 個程度と短いことが特徴である．そのため，ヨウ素反応では褐色に呈色する．馬肉のほか，かきなどの貝類に多く含まれる.

c. セルロース（cellulose）

セルロースは植物の細胞壁を構成する多糖であり，野菜などに多く含まれる．アミロースと類似した構造であるが，グルコースが β-1,4 結合でつながったセロビオースを基本構造とする直鎖状分子である．アミロースのようならせん構造はとらないため，ヨウ素によって呈色しない．また直鎖状（**図 2C-10**）分子どうしが水素結合によって強固に結合しているため，水に不溶で，強い繊維である．セルロースはヒトが最も大量に摂取する食物繊維であり，ヒトは消化酵素を持たないため分解できない.

セルロースを水酸化ナトリウムなどで処理することでカルボキシメチルセルロース（CMC）が製造される．これはセルロースの 6 位の水酸基にカルボキシメチル基のナトリウム塩（$-CH_2COONa$）が導入されたもので，水溶性の増粘剤などの用途としてアイスクリームやソース類などに利用されている.

d. ペクチン（pectin）

ウロン酸を構成成分とする多糖をポリウロニドといい，ペクチンとアルギン酸が代表的である．ペクチンはガラクツロン酸（ガラクトースのウロン酸）が α-1,4 結合でつながった直鎖状分子であり（**図 2C-11**），りんごやかんきつ類の果実に多く含まれる．ガラクツロン酸の一部はメチルエステルとなっており，50 % 以上のガラクツロン酸がメチルエステル化された高メトキシルペクチン（HMP）と，低メトキシルペクチン（LMP）に分類される．重合度とメチルエステル化の頻度により物性が異なる．HMP は pH 3.0 で糖が十分あればゲル化するため，ジャムの製造に用いられる．LMP やメチルエステル化のないペクチン酸は Ca^{2+} などの二価金属イオンによって糖がなくてもゲル化するため，低糖ジャムの製造に用いられる．化粧品や医薬品用途においても安定剤，ゲル化剤，増粘剤として利用される.

e. イヌリン（inulin）

イヌリンはフルクトースが β-2,1 結合で 20 ～ 30 個つながった構造であり，ごぼう，き

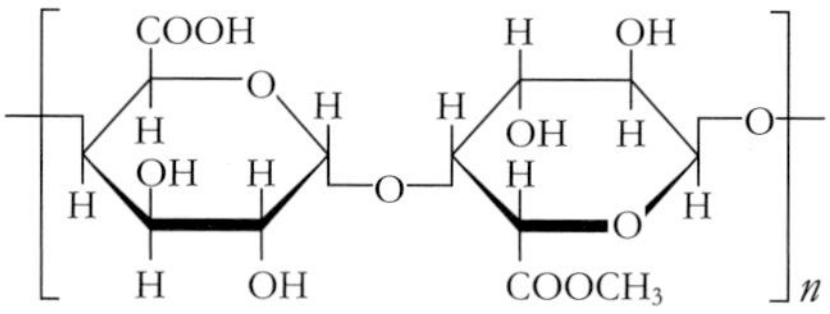

ガラクツロン酸の
ガラクツロン酸単位　　メチルエステル

図 2C-11　ペクチンの化学構造

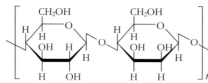

グルコース単位　　マンノース単位

図 2C-12　グルコマンナンの化学構造

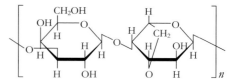

ガラクトース単位　　ガラクトース単位

3,6-アンヒドロ

図 2C-13　アガロースの化学構造

くいも，にんにく，たまねぎなどの植物に多く含まれる貯蔵多糖である．フルクトース製造の原料でもある．水溶性食物繊維でありヒトは消化できないが，腸内細菌によって分解されフラクトオリゴ糖を生成するため，腸内細菌叢の改善効果が期待できる．

f.　グルコマンナン （glucomannan）

　グルコマンナンはグルコースとマンノースが β-1,4 結合でつながった構造の複合多糖である（図 2C-12）．グルコースとマンノースは約 2：3 の割合で含まれる．こんにゃくいもから抽出したグルコマンナンに水を加えて加熱し，消石灰などを加えて固めたものがこんにゃくである．いったんゲル化したものは加熱してももとに戻らない．グルコマンナンは食物繊維であるが，腸内細菌の働きにより一部は分解される．

g.　寒　天 （agar）

　寒天はてんぐさやおごのりなどの紅藻類に含まる多糖であり，アガロース （agarose）とアガロペクチン （agaropectin）を主成分とする．テングサ寒天の場合，70 ％ 程度のアガロースと 30 ％ 程度のアガロペクチンで構成されている．アガロースは D-ガラクトースと 3,6-アンヒドロ-L-ガラクトースが直鎖状に交互につながった分子であり（図 2C-13），アガロペクチンはアガロースに硫酸，ピルビン酸，ウロン酸が付いた構造である．寒天は水に不溶であるが，80 ℃ 程度の加熱により可逆的にゾル化する．ゲル化剤としてゼリーなどに用いられる．紅藻類の抽出液（寒天を含む）を冷却してゲル化したものがところてんである．

h.　カラギーナン （carrageenan）

　カラギーナンは紅藻類の細胞壁を構成する多糖であり，D-ガラクトースと 3,6-アンヒ

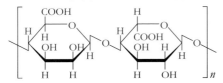

図 2C-14　アルギン酸の化学構造

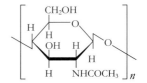

図 2C-15　キチンの化学構造

ドロ-D-ガラクトースの重合物である．寒天と類似した構造であるが，硫酸基をより多く含む．寒天よりも低温で溶解し，冷却により弾力に富んだゲルを形成する．また，たんぱく質との反応性が高く，1価または2価の陽イオンによりゲル形成能が著しく増す特徴がある．硫酸基が少なく3,6-アンヒドロ-D-ガラクトースが多いもののほうがゲル形成能は高い．カラギーナンは硫酸基によりミルクカゼインと相互作用するため，ミルクデザートに多用される．またゲル化剤，増粘剤，安定剤としてアイスクリーム，チョコレート，プロセスチーズなどに利用される．

i．アルギン酸（alginic acid）

アルギン酸は，こんぶやわかめなどの褐藻類に多く含まれる多糖である．D-マンヌロン酸（マンノースのウロン酸）とL-グルロン酸（グロースのウロン酸）がβ-1,4結合でつながった構造であり（**図 2C-14**），2つの糖が交互につながった領域と，1つの糖が連続する領域が存在する．アルギン酸自体は水に溶けないが，アルカリ処理したアルギン酸ナトリウムは水溶性である．アルギン酸ナトリウムにカルシウム塩を加えてゲル化し，着色することで「人工いくら」や「人工かに足」などが作られている．増粘剤，ゲル化剤，安定剤としても広く利用されている．

j．キチン（chitin）

キチンはえびやかになどの甲殻類の殻に含まれる多糖で，N-アセチルグルコサミンがβ-1,4結合で直鎖状につながった構造である（**図 2C-15**）．キチンを水酸化ナトリウムで脱アセチル化処理することで**キトサン**（chitosan）が得られる．キチンが大半の溶液に不溶性であるのに対し，キトサンは希酸に溶ける．キトサンにはコレステロールの吸収阻害作用や抗菌作用などの機能性が知られている．

❹ 糖誘導体

単糖の構造の一部が変化したものを糖誘導体と呼ぶ．カルボニル基から最も離れた炭素がカルボン酸に置換されたものがウロン酸である．グルコースやガラクトースのウロン酸はそれぞれグルクロン酸，ガラクツロン酸と呼ばれる．そのほかにもヒドロキシ基がアミノ基に置換したアミノ糖や，ヒドロキシ基の酸素がなくなったデオキシ糖などがある．多糖の構成成分として存在するものは多いが，それ以外にも糖アルコールのように単独で食品に含まれるものもある．

a. 糖アルコール（sugar alcohol）

　　還元糖のカルボニル基がアルコールに還元されたものを糖アルコールと呼び，糖の語尾（-ose）を（-itol）あるいは（-it）に変えて命名される．糖アルコールは糖を還元することで製造されるが，天然においても植物や微生物などに存在する．カルボニル基がないため，ヘミアセタール結合による環状構造はとらない．

　　食品成分との反応性は乏しく，微生物に資化されにくく，また熱や酸などにも安定性が高い．抗う蝕性，低カロリー，血糖上昇のない機能性甘味料として広く利用されているが，小腸内で消化されにくいため，多量摂取すると浸透圧上昇による下痢や腸内でのガス発生が誘発されやすい．

　　糖アルコールの中で最も生産量が多いものはソルビトール（sorbitol）で，グルコースの還元により得られる．そのほかにもキシリトール（還元キシロース），マルチトール（還元マルトース）などがある．またグルコースを原料とした発酵により，四単糖の糖アルコールであるエリスリトールなどが作られる．エリスリトールやキシリトールは溶解熱を奪うため，清涼感のあるさわやかな甘味を持つ．

練 習 問 題

(1) 単糖に関する記述である．正しいのはどれか．1つ選べ．
　① 単糖の中でアルドースは還元性を示すが，ケトースは示さない．
　② D-グルコースとL-グルコースは比旋光度は等しいが，生物学的性質は異なる．
　③ 単糖のα型とβ型は水溶液中で相互変換される．
　④ 単糖のカルボニル基はグリコシド結合によりヘミアセタール構造を形成する．
　⑤ キシリトールはキシロースをアルカリ処理することで製造する．

(2) オリゴ糖に関する記述である．正しいのはどれか．1つ選べ．
　① スクロースは還元末端が2つあるので還元性が非常に高い二糖類である．
　② シクロデキストリンはグルコースにより構成される環状オリゴ糖である．
　③ フラクトオリゴ糖にスクロースを結合させたものをカップリングシュガーと呼ぶ．
　④ だいずに含まれるオリゴ糖のほとんどはラクトースである．
　⑤ トレハロースは天然に存在しない糖であり，デンプンを原料として製造される．

(3) 多糖に関する記述である．正しいのはどれか．1つ選べ．
　① イヌリン，グルコマンナン，ペクチンはすべてフルクトースから構成される多糖である．
　② α-デンプンを高温のまま乾燥させることで完全に老化させることができる．
　③ 食物繊維は水に溶けないためヒトは消化できない．
　④ グリコーゲンはアミロペクチンよりも分岐が多い，デンプン様の多糖である．
　⑤ セルロースはβ-1,4結合でグルコースがつながった多糖であるため，ヨウ素により赤く染まる．

D 脂　質

❶ 脂質の種類

　生体にとって脂質（lipid）は，エネルギー源として働くとともに細胞の膜構造を構成する重要な化合物群である．また，生理活性物質の前駆体としての働きもある．さらに食品中の脂質は構造や物性，風味に大きく影響する因子である．

　脂質は，一般に水に不溶で，クロロホルム，エーテル，ベンゼンなどの有機溶剤に可溶であり，分子中に長鎖の炭化水素鎖を持ち，生体や食品中に存在する一連の化合物である．その多くは脂肪酸を分子中にエステル結合しており，ケン化されて脂肪酸を遊離する．一方，脂肪酸を含まず，ケン化されない不ケン化物も存在する．

　脂質は単純脂質と複合脂質にも分類できる．単純脂質は脂肪酸とアルコール類のエステルであり，食用油脂の主成分であるトリアシルグリセロール（トリグリセリド）などが含まれる．複合脂質は脂肪酸とアルコール以外にリン酸，窒素，糖，硫黄などを含む極性の高い脂質である．生体膜を構成するリン脂質がその代表的なものである．**図2D-1**に脂質の分類を示す．

a. 脂肪酸（fatty acid）

　脂肪族炭化水素の末端にカルボキシ基（−COOH）を持つ化合物を脂肪酸という．食品に含まれる脂肪酸の炭化水素数は12〜24の偶数のものが多く，炭化水素鎖に二重結合を持つものを**不飽和脂肪酸**（unsaturated fatty acid），持たないものを**飽和脂肪酸**（saturated fatty acid）という．さらに二重結合1個の脂肪酸を**モノエン酸**（一価不飽和脂肪酸 monounsaturated fatty acid），2個以上の脂肪酸を**ポリエン酸**（多価不飽和脂肪酸 polyun-

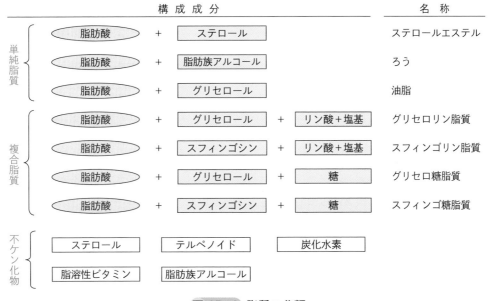

図 2D-1 脂質の分類

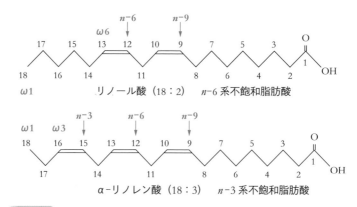

図 2D-2 代表的な不飽和脂肪酸の構造と不飽和結合位置の表示法

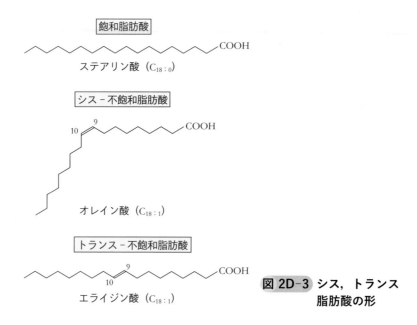

図 2D-3 シス，トランス
脂肪酸の形

saturated fatty acid），3個以上の脂肪酸を特に **高度不飽和脂肪酸**（highly unsaturated fatty acid）という．

　不飽和脂肪酸の二重結合の位置はカルボキシ基の炭素から順に炭素に番号を付けて表す．メチル基側から数える方法として n-3 や n-6 などの n-X 表記が用いられる．n は不飽和脂肪酸の炭素鎖数を示し，-X は二重結合を構成する炭素の番号がメチル基末端から何番目の炭素にあるかを示す．二重結合の位置を $\omega 3$，$\omega 6$ などで示す場合もあるが，これはメチル基末端の炭素から順に $\omega 1$，$\omega 2$，$\omega 3$ と数える．

　二重結合の数は炭素数の次に数字を記し，$C_{18:1}$ などのように記す．**図 2D-2** に代表的な不飽和脂肪酸の構造と不飽和結合位置の表示法を示した．

　飽和脂肪酸は直鎖状の構造であり，炭素数が増えるに従って融点が高くなる．室温では炭素数 12 ～ 24 の飽和脂肪酸は固体状で存在する．一方，天然の不飽和脂肪酸に含まれる二重結合のほとんどはシス型立体配置であるため，折れ曲がり構造をとる（**図 2D-3**）．

表 2D-1　主な脂肪酸の種類

	系　統　名	慣　用　名	略号	所　在	融　点 (℃)
飽和脂肪酸	ブタン酸（butanoic acid）	酪酸（butyric acid）	$C_{4:0}$	バター	−7.9
	ヘキサン酸（hexanoic acid）		$C_{6:0}$	バター，やし油	−3.4
	オクタン酸（octanoic acid）		$C_{8:0}$	バター，やし油，パーム核油	16.7
	デカン酸（decanoic acid）		$C_{10:0}$	バター，やし油，パーム核油	31.2
	ドデカン酸（dodecanoic acid）	ラウリン酸（lauric acid）	$C_{12:0}$	バター，やし油，パーム核油	44.2
	テトラデカン酸（tetradecanoic acid）	ミリスチン酸（myristic acid）	$C_{14:0}$	バター，やし油，落花生油	54.4
	ヘキサデカン酸（hexadecanoic acid）	パルミチン酸（palmitic acid）	$C_{16:0}$	一般動植物油	62.9
	オクタデカン酸（octadecanoic acid）	ステアリン酸（stearic acid）	$C_{18:0}$	一般動植物油	69.6
	エイコサン酸（eicosanoic acid）	アラキジン酸（arachidic acid）	$C_{20:0}$	バター，綿実油	75.3
モノエン酸	9-ヘキサデセン酸（(Z)-9-hexadecenoic acid）	パルミトオレイン酸（palmitoleic acid）	$C_{16:1n-7}$	動植物油	−0.5
	9-オクタデセン酸（(Z)-9-octadecenoic acid）	オレイン酸（oleic acid）	$C_{18:1n-9}$	一般動植物油	16.2
	11-オクタデセン酸（(Z)-11-octadecenoic acid）	バクセン酸（vaccenic acid）	$C_{18:1n-7}$	魚油	44
	13-ドコセン酸（(Z)-13-docosenoic acid）	エルシン酸（erucic acid）	$C_{22:1n-9}$	なたね油*	
ポリエン酸	9,12-オクタデカジエン酸（(Z,Z)-9,12-octadeca-dienoic acid）	リノール酸（linoleic acid）	$C_{18:2n-6}$	植物油（とうもろこし油，サフラワー油，ごま油）	−6
	9,12,15-オクタデカトリエン酸（(Z,Z,Z)-9,12,15-octadeca-trienoic acid）	α-リノレン酸（α-linolenic acid）	$C_{18:3n-3}$	植物油（えごま油，亜麻仁油）	−11.5
	6,9,12-オクタデカトリエン酸（(Z,Z,Z)-6,9,12-octadeca-trienoic acid）	γ-リノレン酸（γ-linolenic acid）	$C_{18:3n-6}$	月見草油	
	5,8,11,14-エイコサテトラエン酸（(all-Z)-5,8,11,14-eicosa-tetraenoic acid）	アラキドン酸（arachidonic acid）	$C_{20:4n-6}$	肝油，卵黄	−50
	5,8,11,14,17-エイコサペンタエン酸（(all-Z)-5,8,11,14,17-eicosa-pentaenoic acid）	エイコサペンタエン酸（EPA）	$C_{20:5n-3}$	魚油	−54.4 ～ −53.8
	4,7,10,13,16,19-ドコサヘキサエン酸（(all-Z)-4,7,10,13,16,19-docosahexaenoic acid）	ドコサヘキサエン酸（DHA）	$C_{22:6n-3}$	魚油	−78

*現在市販のなたね油はほとんど含まない.
［藤本健四郎ほか：新エスカ 21 食品学総論，同文書院，p.51，1999 より許諾を得て改変し転載］

　その結果，不飽和脂肪酸では二重結合が増えるに従って融点が下がり，室温でも液体状で存在するようになる．なお，トランス型の二重結合を含む脂肪酸は飽和脂肪酸と同様の直鎖状で存在するため，シス型のものに比べて融点が高い．これらの系統的な名称と慣用名および略記法を**表 2D-1** に示す．

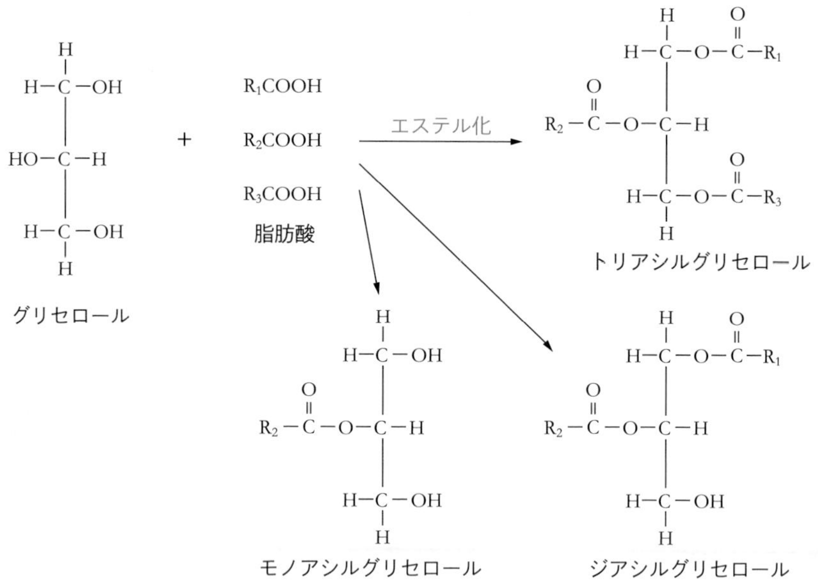

図2D-4 アシルグリセロールの構造

b. 単純脂質 (simple lipid)

　単純脂質とは脂肪酸とアルコールのエステルであり，アルコールがグリセロールの場合が食用油脂の主成分である**トリアシルグリセロール**である（**図2D-4**）．油脂には少量のジアシルグリセロールやモノアシルグリセロールも存在する．トリアシルグリセロールの場合，エステル結合する脂肪酸の種類と位置の違いにより，物性が変化する．

　油脂を構成する脂肪酸組成では，魚油を除く動物性油脂（豚脂や牛脂など）では飽和脂肪酸が多く，植物性油脂では不飽和脂肪酸が多い．飽和脂肪酸が多いと融点が高くなるため，常温では固体状の脂（fat）となり，不飽和脂肪酸が多いと融点が低くなるため，液体状の油（oil）となる（**表2D-2**）．魚油の場合には，特にエイコサペンタエン酸（EPA，イコサペンタエン酸）やドコサヘキサエン酸（DHA）などのn-3系多価不飽和脂肪酸を多く含むという特徴がある（**表2D-3**）．さらにグリセロールに結合する脂肪酸の種類と結合位置の違いにより，さまざまな分子種が存在する．

　ろう（ワックスwax）とは高級脂肪族アルコールに脂肪酸がエステル結合した単純脂質であり，植物の葉や果物の表皮などに見いだされる（**図2D-5**）．

　ステロールエステルは，不ケン化物であるステロール類に脂肪酸がエステル結合した化合物であり，血漿中のコレステロールの多くはコレステロールエステルの形で存在する（ステロールについてはd.不ケン化物，p.49参照）．

c. 複合脂質 (complex lipid)

　分子中にアルコールと脂肪酸以外に，リン酸，糖質などを含む脂質を複合脂質というが，含有する成分によりリン脂質，糖脂質などに分類される．

表 2D-2　主な動植物油脂の脂肪酸組成

油　脂	C_8	C_{10}	C_{12}	C_{14}	C_{16}	$C_{18:0}$	$C_{18:1}$	$C_{18:2}$ n-6	$C_{18:3}$ n-3	飽和脂肪酸 (%)	一価不飽和脂肪酸 (%)	多価不飽和脂肪酸 (%)
オリーブ油					10.4	3.1	77.3	7.0	0.6	14.1	78.3	7.7
ごま油					9.4	5.8	39.8	43.6	0.3	16.0	40.1	43.9
米ぬか油				0.3	16.9	1.9	42.6	35.0	1.3	20.5	43.3	36.2
サフラワー油												
ハイオレック				0.1	4.7	2.0	77.1	14.2	0.2	7.8	77.7	14.5
ハイリノール				0.1	6.8	2.4	13.5	75.7	0.2	10.0	14.0	76.0
大豆油				0.1	10.6	4.3	23.5	53.5	6.6	16.0	23.8	60.1
とうもろこし油					11.3	2.0	29.8	54.9	0.8	14.1	30.2	55.7
なたね油			0.1	0.1	4.3	2.0	62.7	19.9	8.1	7.6	64.4	28.0
パーム油			0.5	1.1	44.0	4.4	39.2	9.7	0.2	50.7	39.5	9.9
パーム核油	4.1	3.6	48.0	15.4	8.2	2.4	15.3	2.6		82.0	15.4	2.6
ひまわり油												
ハイリノール					6.0	4.3	28.5	60.2	0.4	10.7	28.6	60.6
ミッドオレイック				0.1	4.3	3.6	60.5	29.6	0.2	9.4	60.8	29.8
ハイオレイック					3.6	3.9	83.4	6.9	0.2	9.2	83.7	7.1
綿実油				0.6	19.2	2.4	18.2	57.9	0.4	22.8	18.9	58.3
やし油	8.3	6.1	46.8	17.3	9.3	2.9	7.1	1.7	0	91.2	7.2	1.7
落花生油					11.7	3.3	45.5	31.2	0.2	21.6	47.0	31.4
牛　脂			0.1	2.5	26.1	15.7	45.5	3.7	0.2	45.8	50.2	4.0
ラード		0.1	0.2	1.7	25.1	14.4	43.2	9.6	0.5	42.4	47.0	10.6
バター（有塩）	1.4	3.0	3.6	11.7	31.8	10.8	22.2	2.4	0.4	71.5	25.5	3.0
マーガリン（有塩）	0.5	0.5	4.8	2.3	15.1	6.4	51.5	15.7	1.6	30.6	52.2	17.2

注：脂肪酸総量 100 g 当たり脂肪酸（g）

［文部科学省科学技術・学術審議会資源調査分科会：日本食品標準成分表 2020 年版（八訂）脂肪酸成分表編より著者作成］

表 2D-3　主な魚油の脂肪酸組成

	$C_{14:0}$	$C_{16:0}$	$C_{16:1}$	$C_{18:0}$	$C_{18:1}$	$C_{18:2}$ n-6	$C_{18:3}$ n-3	$C_{20:1}$	$C_{20:4}$ n-6	$C_{20:5}$ n-3	$C_{22:1}$	$C_{22:5}$ n-3	$C_{22:6}$ n-3	飽和脂肪酸	一価不飽和脂肪酸	多価不飽和脂肪酸	n-3系多価不飽和脂肪酸	n-6系多価不飽和脂肪酸
まあじ（皮つき）	3.5	19.9	6.1	7.3	18.8	0.9	0.5	2.2	1.8	8.8	2.5	3.1	17.0	32.7	31.1	36.2	31.1	3.9
まいわし	6.7	22.4	5.9	5.0	15.1	1.3	0.9	3.1	1.5	11.2	1.8	2.5	12.6	36.7	26.8	36.5	30.2	4.0
まさば	4.0	24.0	5.3	6.7	27.0	1.1	0.6	4.0	1.5	5.7	3.5	1.3	7.9	37.3	41.0	21.7	17.3	3.5
さんま（皮つき）	7.7	11.6	3.5	1.8	4.6	1.4	1.3	17.9	0.5	6.7	21.6	1.4	10.2	22.2	48.6	29.2	25.7	2.5
まだい（天然）	4.1	20.7	7.7	6.4	21.5	1.1	0.5	3.1	1.9	6.7	2.1	3.4	13.8	33.0	35.9	31.1	26.2	3.9
ひらめ（天然）	5.6	17.7	6.8	3.7	15.0	1.0	0.5	4.8	2.9	8.2	3.6	3.8	19.0	28.5	31.5	40.0	33.4	5.3
まがれい	4.6	14.6	8.2	2.6	15.0	0.8	0.4	4.1	2.9	18.9	2.2	4.7	10.1	24.2	30.4	45.4	37.0	6.0
まだら	1.1	18.5	1.9	4.4	15.4	0.7	0.3	2.3	2.9	17.3	0.6	1.3	31.0	24.4	20.8	54.8	50.7	4.1
ぶり（成魚）	5.9	21.0	7.3	6.0	19.0	1.5	0.7	3.8	1.3	7.5	2.4	2.5	13.8	35.4	34.9	29.8	26.8	3.0
しろさけ	5.6	12.9	5.5	3.1	21.0	1.1	0.8	11.0	0.3	6.8	9.7	2.4	13.1	22.9	48.2	28.9	26.1	2.1
くろまぐろ（天然赤身）	2.7	19.2	3.6	9.4	25.4	1.1	0.4	4.4	2.2	3.6	4.4	1.5	16.0	33.5	40.0	26.5	23.0	3.5
うなぎ（養殖）	3.6	18.0	6.3	4.6	38.1	1.4	0.4	6.9	0.5	3.8	2.8	2.9	6.9	26.7	54.6	18.7	15.7	2.5

注：脂肪酸総量 100 g 当たりの脂肪酸量（g）

［文部科学省科学技術・学術審議会資源調査分科会：日本食品標準成分表 2020 年版（八訂）脂肪酸成分表編より著者作成］

1）リン脂質（phospholipid）

　リン酸を含む脂質であり，アルコール部分がグリセロールである**グリセロリン脂質**とスフィンゴシンである**スフィンゴリン脂質**がある（**図 2D-6**）．食品中にはグリセロリン脂

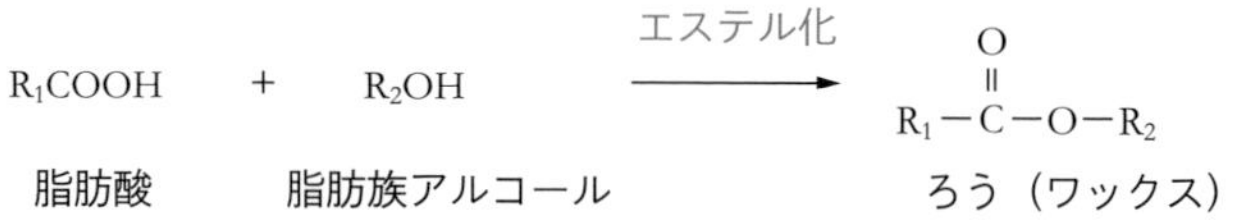

$$R_1COOH \quad + \quad R_2OH \quad \xrightarrow{\text{エステル化}} \quad R_1-\overset{\overset{\displaystyle O}{\|}}{C}-O-R_2$$

脂肪酸 　　　脂肪族アルコール 　　　　　　　　ろう（ワックス）

図 2D-5 ろう（ワックス）の構造

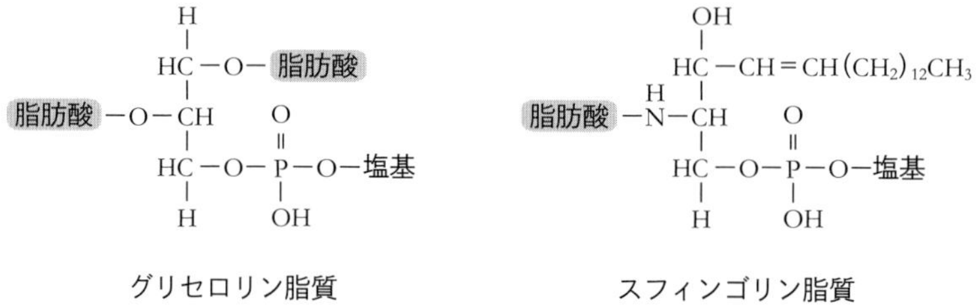

グリセロリン脂質　　　　　　　　　　　スフィンゴリン脂質

図 2D-6 グリセロリン脂質とスフィンゴリン脂質の構造

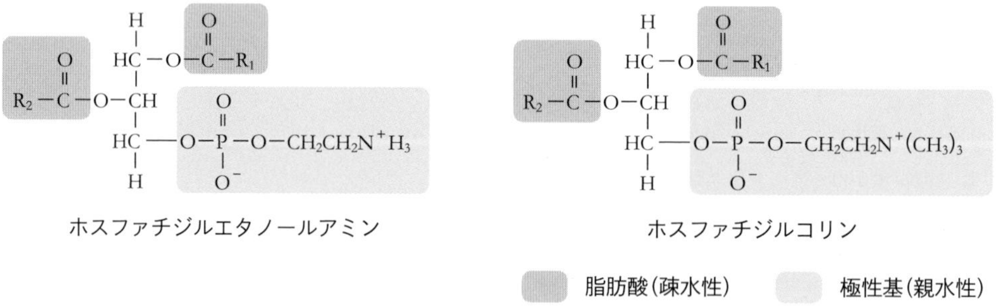

ホスファチジルエタノールアミン 　　　　　　ホスファチジルコリン

脂肪酸（疎水性）　　　極性基（親水性）

図 2D-7 代表的なグリセロリン脂質の構造

質が多く，グリセロールの3位のリン酸エステルにコリン塩基が結合したホスファチジルコリンや，エタノールアミンが結合したホスファチジルエタノールアミンが代表的なリン脂質である（**図 2D-7**）．

　ホスファチジルコリンは**レシチン**とも呼ばれ，生体膜の主要構成成分であり食品中ではだいずや卵黄に多く含まれている．なお，1位が脂肪酸のエステル結合ではなく脂肪族アルコールがエーテル結合したものをプラズマローゲンといい，脳や神経組織に多く含まれる（**図 2D-8**）．

　スフィンゴシンのアミノ基に脂肪酸が酸アミド結合したものをセラミドという．代表的なスフィンゴリン脂質であるスフィンゴミエリンはセラミドの1位の水酸基（ヒドロキシ基）にリン酸とコリン塩基が結合したものであり，脳や神経組織に多い（**図 2D-9**）．

2）糖脂質（glycolipid）

　ジアシルグリセロールに単糖やオリゴ糖がグリコシド結合したものを**グリセロ糖脂質**といい，植物の葉緑体に多い脂質である．スフィンゴシンのアミノ基に脂肪酸が結合したセラミドの1位の水酸基に糖が結合したものを**スフィンゴ糖脂質**（セレブロシドなど）といい，脳組織に多い（**図 2D-10**）．

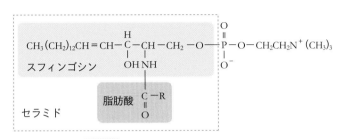

図 2D-8 プラズマローゲンの構造

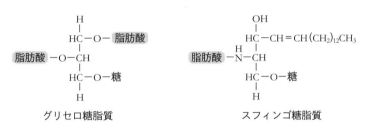

図 2D-9 スフィンゴミエリンの構造

グリセロ糖脂質　　　　　　　　　　スフィンゴ糖脂質

図 2D-10 グリセロ糖脂質とスフィンゴ糖脂質の構造

3）複合脂質の乳化作用

　複合脂質は分子内に脂肪酸部分による疎水性（親油性）とリン酸や糖部分による親水性を持つ両親媒性物質である．したがって強い乳化力があり，特にだいずや卵黄から調製されたレシチンは食品乳化剤として広く用いられている（**図 2D-11**）．

d．不ケン化物（unsaponifiable materials）

　分子中に脂肪酸を持たず，アルカリでケン化されない脂質を**不ケン化物**といい，ステロール，炭化水素，脂肪族アルコール，テルペノイド，脂溶性ビタミンなどが含まれる．それらの中でもステロールが最も代表的なものである．

　図 2D-12 の骨格構造をステロイドといい，その 3 位に水酸基（ヒドロキシ基）を持つステロイド化合物群を**ステロール**という（**図 2D-12**）．動物では**コレステロール**（cholesterol）が，植物ではシトステロール（sitosterol），カンペステロール，スチグマステロールなどが存在する．菌類はプロビタミン D_2 であるエルゴステロール（ergosterol）を含む．コレステロールは生体膜構成分子や，ステロイドホルモンの前駆物質として重要な働きをする．食品中では鶏卵やバターなどに多い（**表 2D-4**）．植物ステロールのうち，シトス

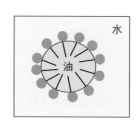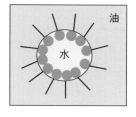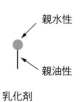

O/Wエマルション　　　　W/Oエマルション

図 2D-11 乳化と乳化剤

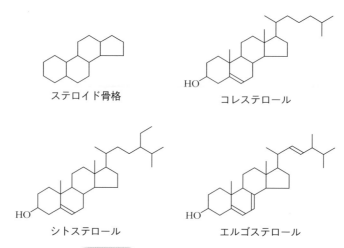

図 2D-12 主要なステロールの構造

表 2D-4 主な動物性食品のコレステロール含量（可食部100g当たり）

品　目		含量(mg)	品　目		含量(mg)
魚介類	まさば（生）	61	動物脂	牛脂	100
	さんま（皮つき，生）	68		ラード	100
	ぶり（成魚，生）	72		バター（有塩）	210
	しろさけ（生）	59		マーガリン（有塩）	5
	くろまぐろ（天然　赤身，生）	50	肉　類	うし（和牛肉，かた，脂身つき，生）	72
	うなぎ（養殖，生）	230		ぶた（大型種肉，かた，脂身つき，生）	65
	あかいか（生）	280		にわとり（もも，皮つき，生）	90
	くるまえび（養殖，生）	170	その他	鶏卵（全卵，生）	370
	まだこ（生）	150		牛乳（ホルスタイン種）	12

［文部科学省科学技術・学術審議会資源調査分科会：日本食品標準成分表2020年版（八訂）より著者作成］

テロールそれ自体は吸収されにくく，腸からのコレステロール吸収阻害作用があることが知られている．

e. リポたんぱく質（lipoprotein）

　トリアシルグリセロール，コレステロール，リン脂質などの脂質とたんぱく質から構成される複合たんぱく質であり，主に血漿中に存在し，脂質の輸送に関与する．密度の相違により，VLDL，LDL，HDL に分類される（B. ③ a. 構成成分による分類，p.22 参照）．

❷ 油脂の物理化学的性質と試験法

　食用油脂の原料は植物種子や胚芽，動物の体脂肪，乳脂肪など多様であり，生成された食用油脂を構成するトリアシルグリセロールの脂肪酸組成や分子種組成は原料によってかなり異なる．したがって，その物理化学的性質や調理・加工時の変化を評価する必要があり，そのための試験法が数多く利用されている．

a. ヨウ素価（iodine value, IV）

　油脂 100 g に付加するヨウ素の量を g 数で示した値である．ヨウ素などのハロゲン元素は油脂中の不飽和結合に付加するので，油脂を構成している脂肪酸の不飽和度を示す指標として用いられる．不飽和脂肪酸が多い油脂は IV が高く，IV により乾性油（IV 130 以上），半乾性油（IV 100 ～ 130），不乾性油（IV 100 以下）に分類される．

b. ケン化価（saponification value, SV）

　油脂 1 g を完全にケン化するのに要する水酸化カリウム（KOH）の mg 数である．構成脂肪酸の分子量に関係する．通常の油脂の SV は 190 前後であるが，パーム油，やし油のように分子量の小さいものは 250 前後である．

c. 酸　価（acid value, AV）

　油脂 1 g 中に含まれる遊離脂肪酸を中和するのに要する水酸化カリウム（KOH）の mg 数をいう．新鮮な油脂はごく低い AV を示すが，油脂が酸化されるとともに，アシル基が加水分解して遊離脂肪酸を生じる．特にフライ油のような熱酸化では顕著に増加する．したがって，AV の高い油脂は品質が低下していると判断される．即席めんや菓子類では AV 3.0 以下，揚げ処理用の油脂では AV 1.0 以下に定められている．

d. 過酸化物価（peroxide value, PV）

　油脂の自動酸化で生じる一次生成物である過酸化物の量を示す．酸化による油脂品質劣化の初期指標である．過酸化物とヨウ化カリウム（KI）が反応して生じたヨウ素（I_2）をチオ硫酸ナトリウムで滴定して求める（meq/kg）．即席めんや菓子類では PV 30 以下に定められている．揚げ油では過酸化物の熱分解が起こるので過酸化物は蓄積しない．したがって，フライにより油脂が酸化劣化しても PV はあまり増加しない．

e. 物理的特性による試験法
1）融点（melting point）
　規定の方法で固体脂を加熱したとき，完全に透明な液体となる温度．油脂構成脂肪酸の

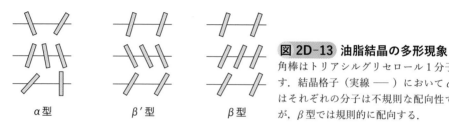

α型　　　　β′型　　　　β型

図 2D-13 油脂結晶の多形現象
角棒はトリアシルグリセロール1分子を示す．結晶格子（実線 ── ）においてα型ではそれぞれの分子は不規則な配向性であるが，β型では規則的に配向する．

分子量の増加とともに高く，不飽和度が高いほど低くなる．

2）発煙点（smoke point）

温度を上げたとき，油脂表面から発煙が連続的に起こり始める温度．未精製油（オリーブ油，ごま油）は170～180℃，精製油は200～230℃付近である．

3）引火点（flash point）

引火する温度を引火点といい，発煙点よりやや高い（例：とうもろこし油では発煙点230℃，引火点249℃）．

4）比重（specific gravity）

一定温度における，物質の重量と，それと同容量を持つ水の重量との比である．分子量の増加とともに減少するが，不飽和結合が増えると増加する．食用油脂の比重は15℃で0.91～0.95の範囲にある．

5）粘度（viscosity）

液体が流動するときに起こる抵抗の程度を示す値である．温度が高くなるほど小さく，酸化重合や熱重合により増加する．

f. 食用油脂の多形現象（polymorphism）

固体状の食用油脂には条件によって異なる結晶構造がみられる．これを**多形現象**といい，物理的性質が異なる．食用油脂の主成分であるトリアシルグリセロールではα，β′，βの多形が代表的であり，マーガリンやショートニングではβ′型の品質がよく，β型は硬く粒径が大きくなる（**図 2D-13**）．チョコレートの原料であるカカオ脂ではチョコレートとしての物性を付与するために，融解と再結晶化を繰り返して安定で適切な融点を持つ均一な結晶形にそろえる（テンパリング tempering）．

g. 食用油脂のエステル交換反応（interesterfication）

食用油脂を適当な条件下で触媒（ナトリウムメトキシド（CH_3ONa）など）の存在下で加温すると，トリアシルグリセロール構成脂肪酸の交換が起こり，分子種組成を変えることができる（**図 2D-14**）．この反応を**エステル交換**という．融点以上で反応させてランダム交換反応を起こさせる場合と，低温で反応させて特定の分子種のものを増やす指向性交換反応を起こさせる場合がある．ラードをランダム交換すると分子種が改変され食感が改善される．

h. 水素添加（hydrogenation）とトランス脂肪酸（trans fatty acid）

水素添加とは，高温高圧で触媒を用いて，油脂の不飽和脂肪酸の二重結合に水素を付加

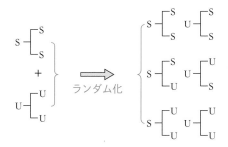

図 2D-14 ランダム化エステル交換
S：飽和脂肪酸，U：不飽和脂肪酸

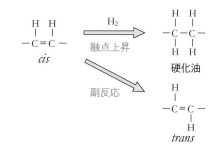

図 2D-15 水素添加とトランス脂肪酸の生成

させて飽和化することをいう（**図 2D-15**）．水素添加操作により飽和脂肪酸が増えるため，融点が高くなり油脂は硬化する（硬化油）．酸化安定性が向上するとともに，物性改善，色調改善などの利点がある．ポリエン酸の多い植物油を選択的に水素添加することにより，モノエン酸を増やしたものがマーガリンやショートニングの原料として用いられる．

　しかし，この加工過程の副反応として二重結合がトランス型になった脂肪酸（**トランス脂肪酸**）が生成する（**図 2D-15**）．ウシなど反芻動物の肉や乳脂肪にもトランス脂肪酸は存在するが，天然に存在する不飽和脂肪酸のほとんどはシス型であることから，マーガリンやショートニングを用いた加工食品に含まれるトランス脂肪酸の安全性が問題視されている．加工食品中のトランス脂肪酸量は 0 ～ 40 ％であり，さまざまである（**表 2D-5**）．

　トランス脂肪酸の摂取は血中 LDL 量を増加させる一方で，HDL 量を低下させることにより動脈硬化などの心疾患危険因子になるとの考えが広まっており，アメリカでは 2006（平成 18）年から加工食品のトランス脂肪酸量の表示が義務付けられ，2018（平成

表 2D-5 マーガリン，ショートニング，油脂調理食品中のトランス脂肪酸含量

食品名	調査数	脂質中のトランス脂肪酸(%)	
		平均	範囲
家庭用マーガリン			
ハード型	8	15	5 ～ 24
ソフト型	11	11	0.4 ～ 18
業務用マーガリン	26	11	3 ～ 20
ファットスプレッド	15	12	0.1 ～ 20
学校給食用マーガリン	5	16	7 ～ 33
ショートニング	26	10	0 ～ 38
フライ用ショートニング	15	6	0 ～ 40
ドーナッツ	15	14	0.8 ～ 37
ポテトチップ	12	0.9	0.6 ～ 1.4
スナック類	11	2.2	0.6 ～ 11
フレンチフライ	10	10	0.8 ～ 33
チキンフライ	5	1.7	1 ～ 3.4

日本食品油脂検査協会のデータを参考にした．
［今泉勝己：トランス脂肪酸と健康．食品工業 **38**：88，1995 より引用］

30）年には食品に加えることを原則禁止することが発表された．WHO/FAO専門委員会は，トランス脂肪酸の摂取量を最大でも1日当たりの総エネルギー摂取量の1％未満にするよう勧告している．わが国のトランス脂肪酸摂取量は1日当たり平均1.56gとなっており，摂取エネルギーの0.7％に相当する．2.6％にも達するアメリカなどの欧米諸国に比べると摂取量は低いため，わが国のトランス脂肪酸摂取による健康への影響は小さいと考えられる．2011（平成23）年に消費者庁は「トランス脂肪酸の情報開示に関する指針」を示し，食品事業者による自主的な情報開示を促した．

❸ 脂質の酸化（lipid oxidation）

　油脂を多く含む食品を保存すると過酸化反応（peroxidation）が進行し，不快な匂いや味の発生，変色や粘度の増加などの品質低下が起こることがある．これを油脂の酸化劣化（oxidative deterioration）あるいは酸化変敗（oxidative rancidity）という．食用油脂の過酸化反応は，酸素分子が油脂を構成する脂肪酸に直接結合する化学反応であるが，油脂を含む食品や食品素材ではリポキシゲナーゼなどによる酵素反応が起こる場合もある．これらの反応の発生や進行に活性酸素種（reactive oxygen species, ROS）が関与する．

a. 活性酸素種（ROS）と過酸化反応

　空気中に存在する酸素分子（三重項酸素分子：$^3O_2$）には対にならない電子（不対電子）が2個存在する．すなわち，酸素分子は不対電子を持つ化学種（遊離基：フリーラジカル free radical）である．ラジカルは電子対になろうとする性質があるため反応性に富むが，$^3O_2$ そのものは安定である．

　一方，$^3O_2$ から生じる活性酸素種は反応性が高いため，食品成分と反応して品質低下を引き起こす（**図2D-16**）．これら ROS のうちでスーパーオキシド（$O_2^{-\cdot}$），ヒドロキシルラジカル（$HO\cdot$）はラジカルであり，過酸化水素（H_2O_2）と一重項酸素（$^1O_2$）はラジカルではない．

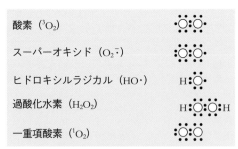

図2D-16 活性酸素の種類と生成経路
e：電子，$h\nu$：光エネルギー

b. 自動酸化 (autoxidation)

　自動酸化は室温付近で空気中に放置された油脂が徐々に酸化されて不快臭を発する自己触媒反応であり，空気中の $^3O_2$ が油脂を構成する不飽和脂肪酸と結合する．ラジカル連鎖反応で進行し，脂質ヒドロペルオキシド（lipid hydroperoxide, LOOH）を一次生成物として蓄積する．さらに LOOH の分解により酸化臭や毒性物質となるアルデヒドやケトンあるいはアルコールや酸などの低分子化合物や二量体，三量体などの重合物が生じる（**図 2D-17**）．光線，放射線，金属イオンなどの作用で発生する ROS により不飽和脂肪酸を含む脂質から水素原子が引き抜かれ，生じた不飽和脂肪酸ラジカル（L·）に $^3O_2$ が結合して脂質ペルオキシラジカル（LOO·）が生成する（**図 2D-18**）．LOO· は他の不飽和脂肪酸から水素原子を引き抜いて，安定生成物である LOOH を生成するとともに不飽和脂肪酸ラジカルを生じる．

　この反応が連鎖的に進行したのち，ラジカルとラジカルが反応して非ラジカルとなって反応が停止する．なお，反応の開始において脂肪酸から引き抜かれる水素は二重結合に挟まれたメチレン基の水素（二重アリル水素）であるため，リノール酸以上の二重結合を多

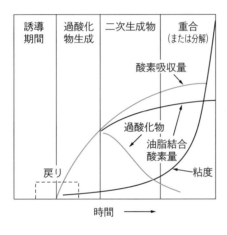

図 2D-17 食用油脂の自動酸化の概要
［太田静行：油脂食品の劣化とその防止，幸書房，1977 より許諾を得て転載］

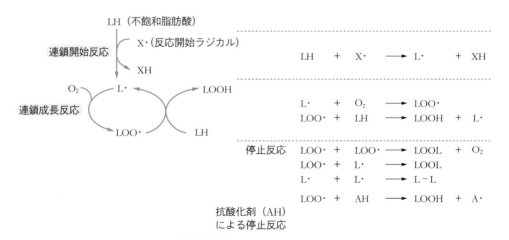

図 2D-18 自動酸化反応機構

く持つ脂肪酸ほど酸化されやすい（**図 2D-19**）．したがって，魚油に多い高度不飽和脂肪酸は特に酸化されやすいが，モノエン酸であるオレイン酸は二重アリル水素を持たないため，自動酸化されにくく安定である．

c.　熱酸化（thermal oxidation）

　揚げ物では食用油脂を 160 ℃以上の高温で加熱するが，長時間加熱や繰り返し加熱により劣化が進行し，細かい泡立ちや不快臭の発生，着色などが起こる（**図 2D-20**）．これを油脂の**熱酸化**というが，その反応過程は自動酸化と同じくラジカル連鎖反応で進行する．しかし，生成した LOOH はすぐに熱分解するため油脂中に蓄積しにくい．むしろ，アルデヒドやケトンなどの揮発性物質や重合反応による重合物の生成蓄積が特徴的である．実際の揚げ物条件では種物の水分による油脂トリアシルグリセロールの加水分解も同時に起こり，遊離脂肪酸が生成する．フライ油の劣化度評価である酸価は，この加水分解で生じた遊離脂肪酸を測定するものである．

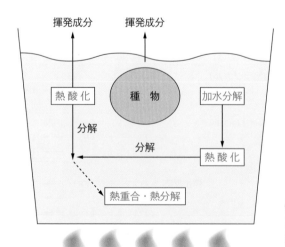

図 2D-19 リノール酸からヒドロペルオキシド異性体の生成機構

図 2D-20 揚げ操作中の油の変化
［梶本五郎：調理科学，調理科学研究会（編），光生館，p.505，1987 より許諾を得て改変し転載］

d.　光増感酸化（photosensitized oxidation）

　光は油脂の酸化劣化を促進する重要な因子である．太陽光線のうち，高エネルギーである低波長紫外線（UV-C：290 nm 以下，UV-B：290 ～ 320 nm）は，直接不飽和脂肪酸から水素を引き抜いて，自動酸化を開始する．長波長紫外線（UV-A：320 ～ 400 nm）や可視光線（400 nm 以上）では増感剤による光増感反応が起こり，発生した $O_2^{\cdot-}$ や $^1O_2$ などの ROS が不飽和脂質と反応して LOOH が生じる．

　食品中に存在して増感剤となるものには，ビタミン B_2 であるリボフラビンやクロロフィルとその誘導体があり，これらの増感物質に光が当たると脂質酸化が起こって食品の劣化をもたらす．

e.　油脂の酸化防止法

　油脂の酸化劣化を防止するには，反応に直接関わる酸素分子の遮断や ROS，フリーラジカルの捕捉消去がある．また光，金属イオン，熱によって反応は進行しやすくなるので，これらの要因を取り除く工夫もされている．

1）物理的酸化防止法

　低温貯蔵，真空パック，紫外線カット包装や脱酸素剤が用いられる．

2）化学的酸化防止法

　抗酸化剤（酸化防止剤 antioxidant）が用いられる．脂質ペルオキシルラジカルに水素を供与することによりラジカル連鎖反応を断ち切る連鎖切断型抗酸化剤としては，BHT や BHA などの合成フェノール類があるが，近年は天然型フェノール類がよく用いられている．特に代表的な天然抗酸化物質としてビタミン E であるトコフェロール類（tocopherols）がある．トコフェロール類は油糧種子に多く含まれており，油脂精製の過程でも残存するので植物性食用油脂の抗酸化剤として働いて劣化を防いでいる．食用油中のトコフェロール類の含量を**表 2D-6** に示した．

　トコフェロール類にはメチル基の位置と数によって α, β, γ, δ の 4 種類がある．それぞれラジカル捕捉活性が異なり，油脂に対する抗酸化力は $\delta > \gamma > \beta > \alpha$ の順であり，生理活性とは一致しない．トコフェロールとアスコルビン酸（ビタミン C）を共存させると相乗的な抗酸化作用を示す場合が多いが，この場合のアスコルビン酸を共力剤（シネルギスト synergist）という（**図 2D-21**）．クエン酸はそれ自体がキレート作用により抗酸化活性を示すが，ビタミン E の共力剤としても働く．

f.　油脂の酸化測定法

　油脂の酸化劣化の測定法として代表的なものは過酸化物価と酸価であるが，ほかにもカルボニル価（carbonyl value，CV），チオバルビツール酸反応生成物（TBARS）量，アニシジン価などがよく用いられる．AOM（active oxygen method）試験は油脂の酸化安定性を評価する試験として用いられる．

g.　生体内における脂質過酸化反応

　食用油脂で起こる酸化反応は，程度はまったく異なるものの生体内でも起こりうる反応である．生体膜や血漿リポたんぱく質の脂質を構成するリノール酸やアラキドン酸などの

表 2D-6 食用油脂のトコフェロール含量 (mg/100 g)

油脂	α-	β-	γ-	δ-	総トコフェロール
オリーブ油	7.4	0.2	1.2	0.1	8.9
ごま油	0.4	Tr	44.0	0.7	45.1
米ぬか油	26.0	1.5	3.4	0.4	31.3
サフラワー油（ハイオレイック）	27.0	0.6	2.3	0.3	30.2
（ハイリノール）	27.0	0.6	2.3	0.3	30.2
大豆油	10.0	2.0	81.0	21.0	114.0
とうもろこし油	17.0	0.3	70.0	3.4	90.7
なたね油	15.0	0.3	32.0	1.0	48.3
パーム油	8.6	0.4	1.3	0.2	10.5
パーム核油	0.4	Tr	0.1	Tr	0.5
ひまわり油（ハイリノール）	39.0	0.8	2.0	0.4	42.2
（ミッドオレイック）	39.0	0.8	2.0	0.4	42.2
（ハイオレイック）	39.0	0.8	2.0	0.4	42.2
綿実油	28.0	0.3	27.0	0.4	55.7
やし油	0.3	0.0	0.2	Tr	0.5
落花生油	6.0	0.3	5.4	0.5	12.2
牛脂	0.6	Tr	0.1	0.6	1.3
ラード	0.3	Tr	0.1	Tr	0.4
バター（有塩）	1.5	0.0	0.1	0.0	1.6
マーガリン（有塩）	15.0	0.7	37.0	6.2	58.9

Tr：痕跡程度

［文部科学省科学技術・学術審議会資源調査分科会：日本食品標準成分表 2020 年版（八訂）より著者作成］

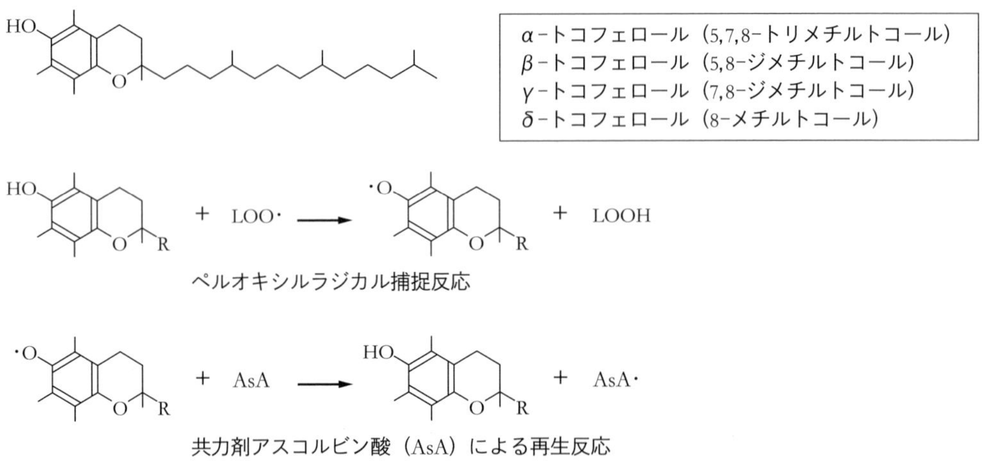

α-トコフェロール（5,7,8-トリメチルトコール）
β-トコフェロール（5,8-ジメチルトコール）
γ-トコフェロール（7,8-ジメチルトコール）
δ-トコフェロール（8-メチルトコール）

ペルオキシルラジカル捕捉反応

共力剤アスコルビン酸（AsA）による再生反応

図 2D-21 トコフェロールの構造と抗酸化作用

多価不飽和脂肪酸は生体内で生じた ROS と反応しやすいため，生体に備えられた抗酸化防御系が不十分な場合には脂質過酸化反応が進行する．LOOH や二次的に生成したアルデヒド類（4-ヒドロキシノネナールなど）はたんぱく質や核酸などの生体構成成分を損傷することにより，さまざまな疾病や老化の要因になると考えられている．

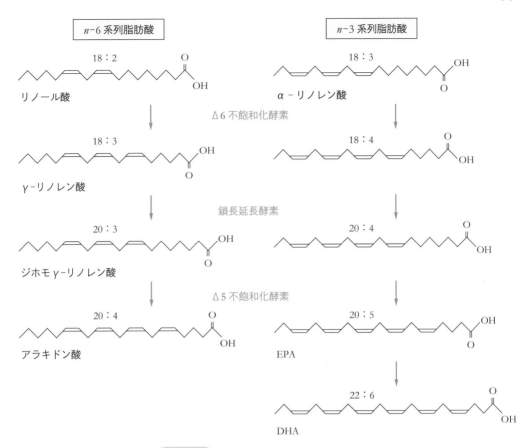

図 2D-22 多価不飽和脂肪酸の生合成経路

❹ 脂質と栄養

　　脂質は生体にとって効率的なエネルギー源（9 kcal/g）であると同時に，生体膜や血漿リポたんぱく質などの構成成分として生体の機能発現に重要な働きをしている．脂質を構成する脂肪酸のうち，リノール酸，リノレン酸，アラキドン酸は生体では合成されない必須脂肪酸である．アラキドン酸から生じる生理活性物質（エイコサノイド）は脂質由来のさまざまな生理活性を持つ．生体内での不飽和脂肪酸代謝の経路を**図 2D-22** に示した．

a．脂肪酸代謝と生理活性物質の合成

　　食事から摂取したリノール酸は *n*–6 系列の不飽和脂肪酸に順次代謝されて，アラキドン酸に変換する．一方，*n*–3 系列の不飽和脂肪酸である *α*–リノレン酸は *n*–3 系列のエイコサペンタエン酸（EPA）やドコサヘキサエン酸（DHA）に代謝される．しかし，*n*–6 系列の不飽和脂肪酸に代謝されることはない．すなわち，*n*–6 系と *n*–3 系の相互変換は起こらない．

　　n–6 系列の代謝産物であるアラキドン酸からはトロンボキサン，プロスタグランジン，ロイコトリエンなどの**エイコサノイド**（イコサノイド）と呼ばれるホルモン様物質が産生

表2D-7 食品に利用されている特殊な脂肪酸・脂質と機能

中鎖脂肪酸トリアシルグリセロール（medium chain triacylglycerol, MCT）	$C_8 \sim C_{12}$ の脂肪酸	やし油，パーム油に約10％含まれる 門脈を経てエネルギー源となる 病者用カロリー源食品，特定保健用食品
共役リノール酸	共役二重結合を持つリノール酸異性体	乳製品や牛肉に含まれる 抗がん，免疫調節作用などの報告がある
植物ステロール	植物由来のコレステロール類縁体	小腸からのコレステロール吸収阻害 特定保健用食品に利用されている

される．これらの物質は血小板凝集，気管支収縮，子宮収縮，腸管運動などの生理作用により，生命活動に必須の働きをする．一方，n-3系列のEPAやDHAからも同様の反応により生理活性物質が産生されるが，アラキドン酸由来のものと拮抗的に働くものが多いため，エイコサノイドの活性に対する調節作用を発揮する．したがって，n-3系不飽和脂肪酸とn-6系不飽和脂肪酸の摂取量比（n-3/n-6）はヒトの健康に大きく影響する要因である．

　n-3系不飽和脂肪酸の多い魚油を多く摂取する地域では血小板凝集が起こりにくく，脳血栓や心筋梗塞の発生が少ないことが示されている．日本人の食事摂取基準（2020年版）ではn-6系不飽和脂肪酸の18～29歳の目安量は11 g/日（男性），8 g/日（女性）に設定され，n-3系不飽和脂肪酸については18～29歳の目安量が2.0 g/日（男性），1.6 g/日（女性）とされている．

b. 機能性食品として利用されている脂肪酸・脂質

　油脂を構成する脂肪酸は，その種類や分子構造によって吸収性や機能性が異なる．その性質を利用した機能性油脂が開発され，健康食品として利用されつつある（表2D-7）．

　やし油やパーム油に10％ほど含まれる中鎖脂肪酸トリアシルグリセロール（MCT）は炭素数8～12の脂肪酸を多く含み，門脈を経て直接エネルギー源となるため，病者用カロリー食に用いられている．乳製品や牛肉に少量含まれる共役リノール酸（CLA）は，リノール酸の二重結合が移動して共役型になったものであり，免疫調節作用や抗がん作用が報告されている．MCTを多く含む油脂は脂質代謝改善作用があることから，特定保健用食品に認定されている．また，コレステロールの吸収を阻害することが知られている植物由来のステロールを添加した油脂が特定保健用食品として利用されている．

練習問題

（1）　食用油脂の性質に関する記述である．正しいのはどれか．1つ選べ．

①　二重結合が1つのモノエン酸は二重結合を2つ以上持つポリエン酸よりも自動酸化されやすいため，モノエン酸が多いオリーブ油は植物油の中では酸化安定性のわるい油脂である．

②　天然の油脂を構成する不飽和脂肪酸の二重結合はほとんどトランス型であるが，マー

ガリンやショートニングでは加工中にシス型の二重結合を持った不飽和脂肪酸が一部生じる.

③　油脂の脂肪酸組成をみると，不飽和脂肪酸を多く含む油脂ほど常温で液体になりやすく，飽和脂肪酸を多く含む油脂ほど常温で固体になりやすい.

④　食用油脂の主成分は脂肪酸がグリセロールにエーテル結合したトリアシルグリセロールである.

⑤　マヨネーズは油脂が水中に分散したいわゆる水中油滴型（O/W）エマルションであり，卵黄トリアシルグリセロールが乳化剤として働いている.

(2)　食品中にエステルや遊離の形で含まれる主な不飽和脂肪酸と炭素数：二重結合数および n-X 系列の組合せである. 正しいのはどれか. 1つ選べ.

①　リノール酸 ── 18：1 ── n-6

②　α-リノレン酸 ── 18：3 ── n-6

③　アラキドン酸 ── 20：4 ── n-3

④　エイコサペンタエン酸 ── 22：5 ── n-3

⑤　ドコサヘキサエン酸 ── 22：6 ── n-3

(3)　食用油脂の自動酸化に関する記述である. 正しいのはどれか. 1つ選べ.

①　反応はエステル交換により，連鎖的に進行する.

②　反応の一次生成物である脂質ヒドロペルオキシドが分解するとアルデヒドやケトンが生じる.

③　反応の初発段階では，不飽和脂肪酸から炭素ラジカルが脱離する.

④　反応を抑える目的で，ビタミンEなどの合成抗酸化剤が用いられることがある.

⑤　反応が進行するとジアシルグリセロールが発生し風味に影響する.

(4)　油脂の物理化学特性の試験法に関する組合せである. 正しいのはどれか. 1つ選べ.

①　酸価 ── 酸化重合物量

②　過酸化物価 ── 揮発性カルボニル化合物量

③　ケン化価 ── 遊離脂肪酸量

④　ヨウ素価 ── 不飽和結合量

⑤　カルボニル価 ── コレステロール量

(5)　脂質の代謝と栄養に関する記述である. 正しいのはどれか. 1つ選べ.

①　オレイン酸は生体内では合成されない必須脂肪酸である.

②　n-6 系列のγ-リノレン酸から鎖長延長酵素と飽和化酵素により，同じ n-6 系列のアラキドン酸が生成する.

③　スフィンゴシンはアラキドン酸から生成する生理活性脂質の1つである.

④　中鎖脂肪酸で構成されるトリアシルグリセロールは門脈を経由してエネルギー源となる.

⑤　植物性ステロールはコレステロールと同様に生体吸収されやすい.

E ビタミン

　ビタミン（vitamin）とは，ごくわずかな量で生体機能を調節する必須の栄養素のことである．ヒトは体内でビタミンを合成できない，あるいは合成できる量が不十分であるために，食物からの摂取が必要である．ビタミンは摂取が不足すると欠乏症に，また過剰摂取となると過剰症となる．

　主なビタミンとしては，脂溶性4種類，水溶性9種類の合計13種類が知られている．**プロビタミン**（provitamin）とは，ビタミンの前駆体のことであり，ビタミンではないが体内でビタミンに変換されてビタミン活性を持つものをいう．

　ビタミンの食事摂取基準については，日本人の食事摂取基準（2020年版）（以下，食事摂取基準）に掲載されている．ビタミンは欠乏症および過剰症を考慮して，推奨量・目安量・耐容上限量などが年齢別に策定されている（**表2E-1**）．日本食品標準成分表2020年版（八訂）（以下，食品成分表）では，ビタミン類の定量には化学的定量法または，微生物学的定量法が用いられている．

❶ ビタミンの分類

　ビタミンはさまざまな化学構造を持ち，その溶解性から，**脂溶性ビタミンと水溶性ビタミン**に分類される．脂溶性ビタミンの主な性質は**表2E-2**に，水溶性ビタミンの主な性質は**表2E-3**に掲載した．

❷ 脂溶性ビタミン

　脂溶性ビタミンには，ビタミンA，ビタミンD，ビタミンE，ビタミンKの4種類がある．これらのビタミンは水には溶けず，油脂によく溶ける性質を持つことから，体内に蓄積しやすい．それぞれのビタミンの欠乏症・過剰症は次の通りである．

a. ビタミンA

1）化学構造

　ビタミンAは**レチノイド**と呼ばれ，構造の違いにより**レチノール**（retinol），**レチナール**（retinal），**レチノイン酸**（retinoic acid）に分類される．レチノールは末端の化学構造がアルコール，レチナールではアルデヒド，レチノイン酸ではカルボン酸である（**図2E-1**）．

　経口摂取後に体内でビタミンAに変換され，活性を持つものを**プロビタミンA**といい，α-**カロテン**，β-**カロテン**，β-**クリプトキサンチン**などがある（**図2E-2**）．プロビタミンは主に植物性食品に含まれる**カロテノイド**色素である．β-カロテンは吸収後，ビタミンAとなる．1分子のβ-カロテンから2分子のビタミンAが生成する．α-カロテン，β-クリプトキサンチンのビタミンA活性はβ-カロテンの2分の1である．β-カロテンからビタミンAへの変換は，ビタミンAの体内含量によって調節される．また，ビタミンAは光・空気により酸化が促進する．

表 2E-1 ビタミン類の食事摂取基準（18〜29歳）

a. 脂溶性ビタミン

	ビタミンA（μgRAE/日）[*1]			ビタミンD（μg/日）[*4]		ビタミンE（mg/日）[*5]		ビタミンK（μg/日）
	推定平均必要量[*2]	推奨量[*2]	耐容上限量[*3]	目安量	耐容上限量	目安量	耐容上限量	目安量
男性	600	850	2,700	8.5	100	6.0	850	150
女性	450	650	2,700	8.5	100	5.0	650	150

[*1] レチノール活性当量（μgRAE）＝レチノール（μg）＋β-カロテン（μg）×1/12＋α-カロテン（μg）×1/24＋β-クリプトキサンチン（μg）×1/24＋その他のプロビタミンAカロテノイド（μg）×1/24
[*2] プロビタミンAカロテノイドを含む.
[*3] プロビタミンAカロテノイドを含まない.
[*4] 日照により皮膚でビタミンDが産生されることを踏まえ，フレイル予防を図る者はもとより，全年齢区分を通じて，日常生活において可能な範囲での適度な日光浴を心がけるとともに，ビタミンDの摂取については，日照時間を考慮に入れることが重要である.
[*5] α-トコフェロールについて算定した. α-トコフェロール以外のビタミンEは含んでいない.

b. 水溶性ビタミン

	ビタミンB$_1$（mg/日）[*1,2]		ビタミンB$_2$（mg/日）[*3]		ナイアシン（mgNE/日）[*4,5]			ビタミンB$_6$（mg/日）[*7]		
	推定平均必要量	推奨量	推定平均必要量	推奨量	推定平均必要量	推奨量	耐容上限量[*6]	推定平均必要量	推奨量	耐容上限量[*8]
男性	1.2	1.4	1.3	1.6	13	15	300（80）	1.1	1.4	55
女性	0.9	1.1	1.0	1.2	9	11	250（65）	1.0	1.1	45

	ビタミンB$_{12}$（μg/日）[*9]		葉酸（μg/日）[*10]			ビオチン（μg/日）	パントテン酸（mg/日）	ビタミンC（mg/日）[*12]	
	推定平均必要量	推奨量	推定平均必要量	推奨量	耐容上限量[*11]	目安量	目安量	推定平均必要量	推奨量
男性	2.0	2.4	200	240	900	50	5	85	100
女性	2.0	2.4	200	240	900	50	5	85	100

[*1] チアミン塩化物塩酸塩（分子量＝337.3）の重量として示した.
[*2] 身体活動レベルⅡの推定エネルギー必要量を用いて算定した.
　　特記事項：推定平均必要量は，ビタミンB$_1$の欠乏症である脚気を予防するに足る最小必要量からではなく，尿中にビタミンB$_1$の排泄量が増大し始める摂取量（体内飽和量）から算定
[*3] 身体活動レベルⅡの推定エネルギー必要量を用いて算定した.
　　特記事項：推定平均必要量は，ビタミンB$_2$の欠乏症である口唇炎，口角炎，舌炎などの皮膚炎を予防するに足る最小量からではなく，尿中にビタミンB$_2$の排泄量が増大し始める摂取量（体内飽和度）から算定.
[*4] ナイアシン当量（mgNE）＝ナイアシン＋1/60トリプトファンで示した.
[*5] 身体活動レベルⅡの推定エネルギー必要量を用いて算定した.
[*6] ニコチンアミドの重量（mg/日），（　）内はニコチン酸の重量（mg/日）
[*7] たんぱく質の推奨量を用いて算定した.
[*8] ピリドキシン（分子量＝169.2）の重量として示した（妊婦・授乳婦の付加量は除く）.
[*9] シアノコバラミン（分子量＝1,355.37）の重量として示した.
[*10] プテロイルモノグルタミン酸（分子量＝441.40）の重量として示した.
[*11] 通常の食品以外の食品に含まれる葉酸（狭義の葉酸）に適用する.
[*12] L-アスコルビン酸（分子量＝176.12）の重量で示した.
　　特記事項：推定平均必要量は，ビタミンCの欠乏症である壊血病を予防するに足る最小量からではなく，心臓血管系の疾病予防効果および抗酸化作用の観点から算定

［厚生労働省：日本人の食事摂取基準2020年版を参考に著者作成］

表 2E-2 脂溶性ビタミンの主な性質

	生理機能	欠乏症	過剰症
ビタミンA	視細胞における光刺激反応，網膜細胞の保護作用	夜盲症（成人），角膜乾燥症（乳幼児）	頭痛
ビタミンD	カルシウムとリンの吸収促進	くる病(小児)，骨軟化症(成人)	高カルシウム血症，腎障害，軟組織の石灰化
ビタミンE	抗酸化作用	通常の食品摂取での欠乏症はない	通常の食品摂取での過剰症はない
ビタミンK	血液凝固促進，骨形成の調節	特発性乳児ビタミンK欠乏症，新生児メレナ	

[厚生労働省：日本人の食事摂取基準 2020 年版を参考に著者作成]

表 2E-3 水溶性ビタミンの主な性質

	生理機能	欠乏症	過剰症
ビタミンB$_1$	糖代謝，分岐鎖アミノ酸代謝	脚気，ウェルニッケ-コルサコフ症候群	通常の食品摂取での過剰症はない
ビタミンB$_2$	エネルギー代謝	舌炎，口角炎，脂漏性皮膚炎	
ナイアシン	酸化還元反応	ペラグラ	
ビタミンB$_6$	アミノ酸代謝	脂漏性皮膚炎，舌炎，口角症	感覚性ニューロパシー
ビタミンB$_{12}$	脂肪酸代謝，アミノ酸代謝	巨赤芽球性貧血，末梢神経障害	通常の食品摂取での過剰症はない
葉酸	核酸代謝，アミノ酸代謝	巨赤芽球性貧血，神経管閉鎖障害	
ビオチン	糖新生，脂肪酸合成	クローン病，リウマチ	
パントテン酸	糖代謝，脂肪酸代謝	通常の食品摂取での欠乏症はない	
ビタミンC	抗酸化作用，コラーゲン合成	壊血病	

[厚生労働省：日本人の食事摂取基準 2020 年版を参考に著者作成]

2）機　能

ビタミンAは，網膜の視細胞での光受容に必要なロドプシンの生成に利用される．網膜細胞の保護作用にも関わっている．

3）欠乏症・過剰症

ビタミンAが不足すると成人では**夜盲症**，乳幼児では**角膜乾燥症**が起こる．また，ビタミンA過剰摂取により，頭痛（頭蓋内圧亢進），脱毛などが起こる．

4）食品成分表

食品成分表では，ビタミンAはレチノール，α-カロテン，β-カロテン，β-クリプトキサンチン，β-**カロテン当量，レチノール活性当量**（Retinol activity equivalents，RAE）の6項目が収載されている．ビタミンAは化学的定量法により測定され，単位（μg）として整数で表示されている．β-カロテン当量およびレチノール活性当量は次のように算出される．

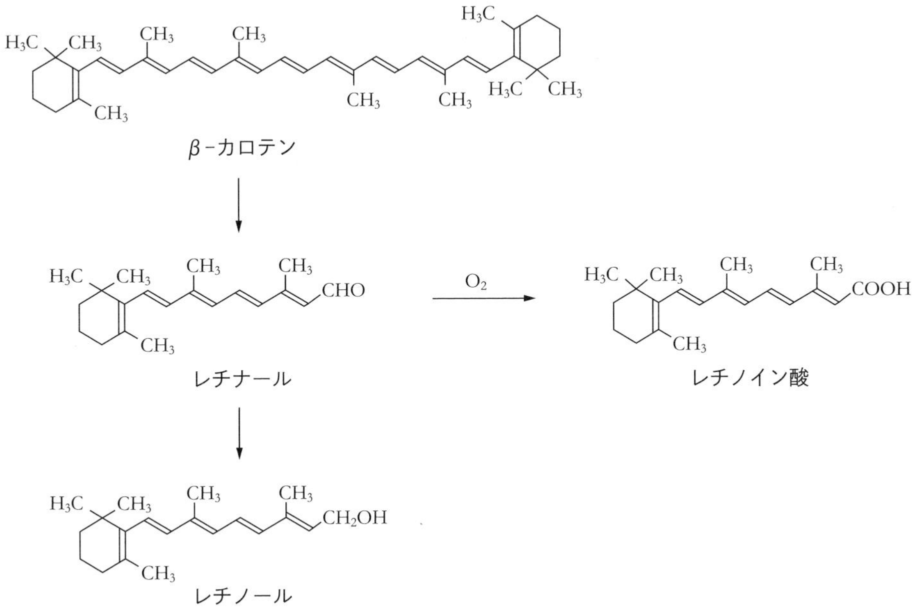

図 2E-1　ビタミン A の生成

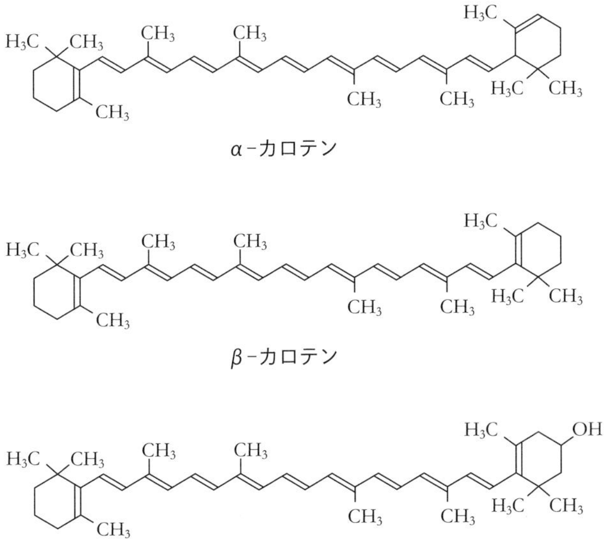

図 2E-2　プロビタミン A の化学構造

β-カロテン当量（μg）
$\quad$＝β-カロテン（μg）＋1/2α-カロテン（μg）＋1/2β-クリプトキサンチン（μg）
レチノール活性当量（μgRAE）＝レチノール（μg）＋1/12β-カロテン等量（μg）

主な食品中のビタミン A 含量は，**表 2E-4** の通りである．動物性食品に主に含まれる

表 2E-4 主な食品中のビタミンA含量（可食部100g当たり）

食 品 名	レチノール (μg)	β-カロテン当量 (μg)	レチノール活性当量 (μg)
にわとり（肝臓，生）	14,000	30	14,000
ぶた（肝臓，生）	13,000	Tr	13,000
あんこう（きも，生）	8,300	(0)	8,300
あまのり（ほしのり）	(0)	43,000	3,600
あおのり（素干し）	(0)	21,000	1,700
しそ（葉，生）	(0)	11,000	880

Tr：最小記載量の1/10以上含まれているが5/10未満
(0)：文献等により含まれていないと推定される.
［文部科学省科学技術・学術審議会資源調査分科会：日本食品標準成分表2020
年版（八訂）を参考に著者作成］

のは，レチノールおよびレチニルエステルであり，植物性食品に主に含まれるのは，β-カロテンである.

5）食事摂取基準

食事摂取基準では，レチノール活性当量（μgRAE）は下記の式に基づき計算され，設定されている（**表2E-1**）.

$$レチノール活性当量（\mu gRAE）$$
$$=レチノール（\mu g）+\beta-カロテン（\mu g）\times 1/12+\alpha-カロテン（\mu g）\times 1/24$$
$$+\beta-クリプトキサンチン（\mu g）\times 1/24$$
$$+その他のプロビタミンAカロテノイド（\mu g）\times 1/24$$

b. ビタミンD

1）化学構造

食品中に含まれるビタミンDは，植物性食品に含まれる**ビタミンD_2（エルゴカルシフェロール ergocalciferol）** と動物性食品（魚肉など）に含まれる**ビタミンD_3（コレカルシフェロール cholecalciferol）** である. ビタミンD_2とD_3の生理活性はほぼ同じである. ビタミンD_2は，きのこ類などに含まれる**プロビタミンD_2（エルゴステロール ergosterol）** の紫外線照射により生成する. 動物性食品やヒトの皮膚に含まれる**プロビタミンD_3（7-デヒドロコレステロール 7-dehydrocholesterol）** は，紫外線照射を受けるとビタミンD_3が合成される（**図2E-3**）. ヒトの体内では，7-デヒドロコレステロールはコレステロールから合成される.

2）機　能

ビタミンDは，肝臓および腎臓において水酸化されることにより，活性型ビタミンDへと変換される（**図2E-3**）. 活性型ビタミンDは，ビタミンD受容体を介してビタミンD依存性たんぱく質の遺伝子発現を調節する. また，ビタミンDは，カルシウムの吸収を促進する.

3）欠乏症・過剰症

ビタミンD欠乏症は，小児では**くる病**，成人は**骨軟化症**がある. また，ビタミンD過

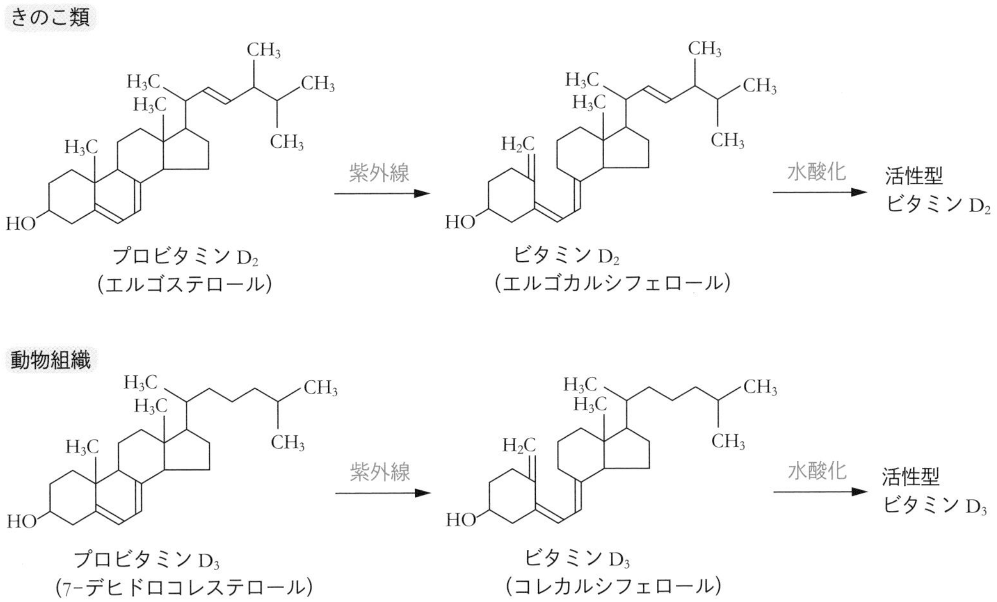

きのこ類

プロビタミンD_2
（エルゴステロール）
　　　　　　紫外線　→

ビタミンD_2
（エルゴカルシフェロール）
　　　　　　水酸化　→　活性型
　　　　　　　　　　　　ビタミンD_2

動物組織

プロビタミンD_3
（7-デヒドロコレステロール）
　　　　　　紫外線　→

ビタミンD_3
（コレカルシフェロール）
　　　　　　水酸化　→　活性型
　　　　　　　　　　　　ビタミンD_3

図 2E-3　ビタミン D の生成

表 2E-5　主な食品中のビタミン D 含量（可食部 100 g 当たり）

食 品 名	ビタミン D (μg)	食 品 名	ビタミン D (μg)
かつお（塩辛）	120.0	べにざけ（生）	33.0
あんこう（きも），生	110.0	うなぎ（養殖，生）	18.0
きくらげ（乾）	85.0		

［文部科学省科学技術・学術審議会資源調査分科会：日本食品標準成分表 2020 年版（八訂）を参考に著者作成］

剰症は，高カルシウム血症，腎障害がある．

4）食品成分表

　食品成分表では，ビタミン D は化学的定量法により測定され，単位（μg）として小数第 1 位まで表示されている．主な食品中のビタミン D 含量は**表 2E-5** の通りである．

5）食事摂取基準

　食事摂取基準では，ビタミンD_2とビタミンD_3を区別せず，合計量として計算され，ビタミン D の目安量および耐容上限量が設定されている（**表 2E-1**）．

c. ビタミン E

1）化学構造

　ビタミン E には，α-，β-，γ-，δ-の 4 種類の**トコフェロール**（tocopherol）と，α-，β-，γ-，δ-の 4 種類の**トコトリエノール**がある（**図 2E-4**）．トコフェロールは側鎖に二重結合がなく，トコトリエノールには二重結合が 3 つある．生体内においてα-トコフェロールが最も多い．

トコフェロール

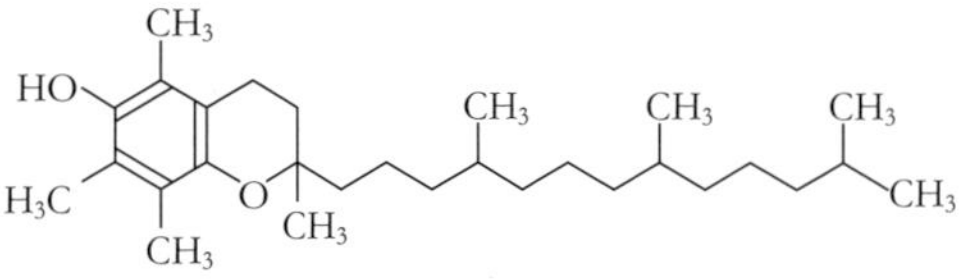

トコトリエノール

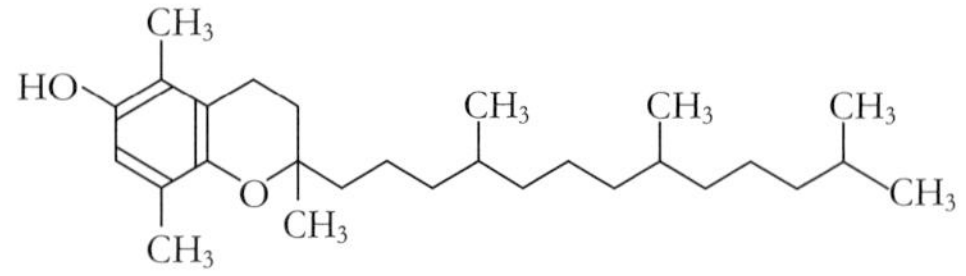

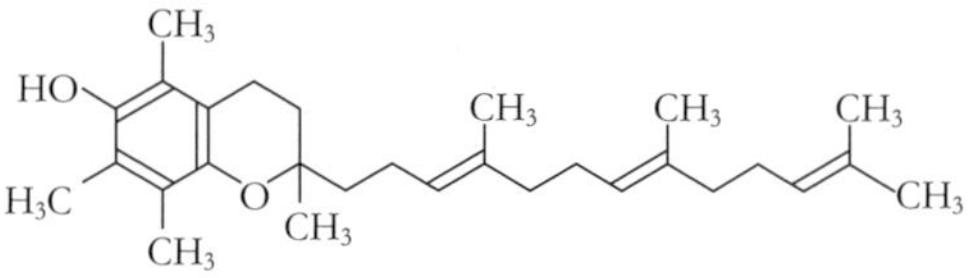

α-トコフェロール

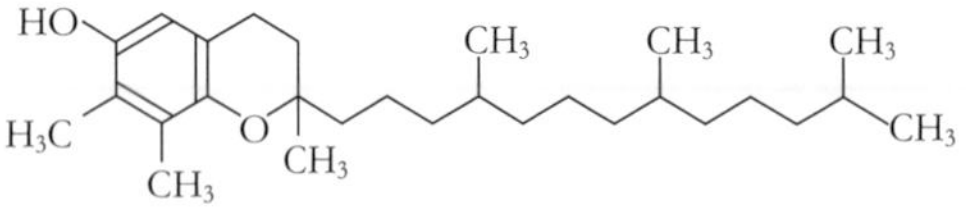

α-トコトリエノール

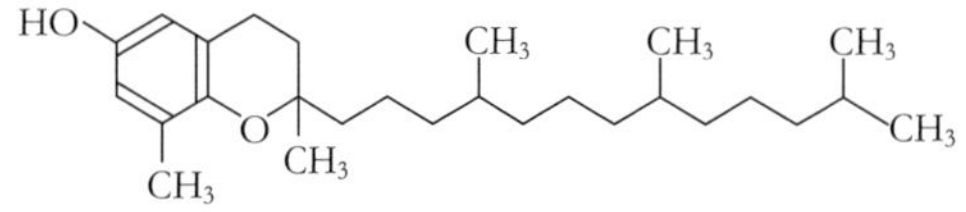

β-トコフェロール

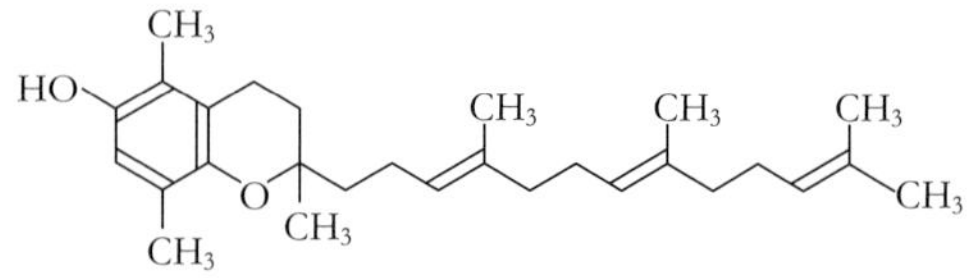

β-トコトリエノール

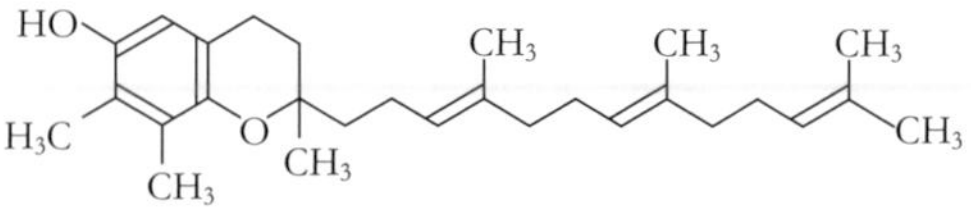

γ-トコフェロール

γ-トコトリエノール

δ-トコフェロール

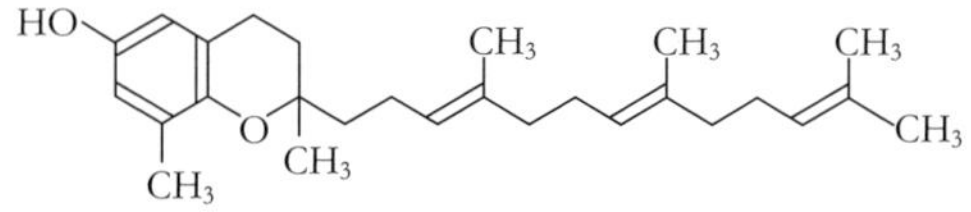

δ-トコトリエノール

図 2E-4 ビタミン E の化学構造

2）機　能

　ビタミン E は生体膜に存在し，抗酸化作用を持ち，生体内における不飽和脂肪酸の過酸化抑制に働き，生体内において細胞膜脂質やリポたんぱく質の働きの正常化に働く．

3）欠乏症・過剰症

　通常の食品摂取ではビタミン E 欠乏症・過剰症は認められていない．

4）食品成分表

　食品成分表では，ビタミン E は，α-，β-，γ-，δ-トコフェロール量（mg）の 4 項目を収載している．ビタミン E は化学的定量法により測定され，単位（mg）として小数第 1 位まで表示されている．主な食品中のビタミン E 含量は，**表 2E-6** の通りである．ビタミン E は，植物油，アーモンドなどに多く含まれている．

5）食事摂取基準

　食事摂取基準ではビタミン E の出血作用に関するデータを考慮して耐容上限量が設定された（**表 2E-1**）．

表 2E-6 主な食品中のビタミンE含量（可食部 100 g 当たり）

食品名	トコフェロール（mg）			
	α	β	γ	δ
ひまわり油（ハイオレイック，ミッドオレイック，ハイリノール）	39.0	0.8	2.0	0.4
サフラワー油（ハイオレイック，ハイリノール）	27.0	0.6	2.3	0.3
綿実油	28.0	0.3	27.0	0.4
米ぬか油	26.0	1.5	3.4	0.4
大豆油	10.0	2.0	81.0	21.0
オリーブ油	7.4	0.2	1.2	0.1
ごま油	0.4	Tr	44.0	0.7
せん茶（茶）	65.0	6.2	7.5	0
抹茶	28.0	0	0	0
アーモンド（乾）	30.0	0.3	0.8	0

Tr：最小記載量の 1/10 以上含まれているが 5/10 未満

［文部科学省科学技術・学術審議会資源調査分科会：日本食品標準成分表 2020 年版（八訂）を参考に著者作成］

ビタミン K₁

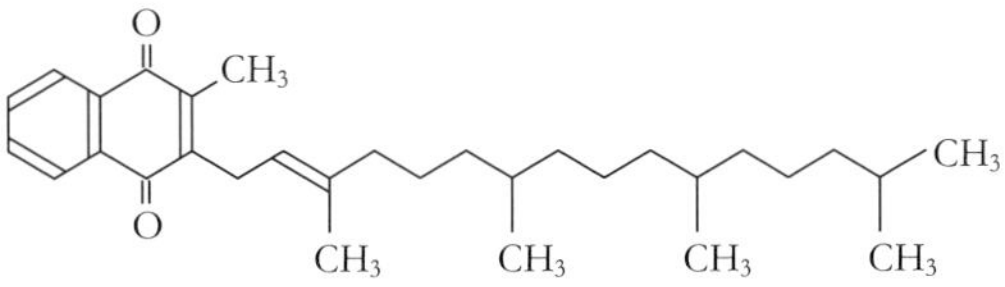

フィロキノン

ビタミン K₂

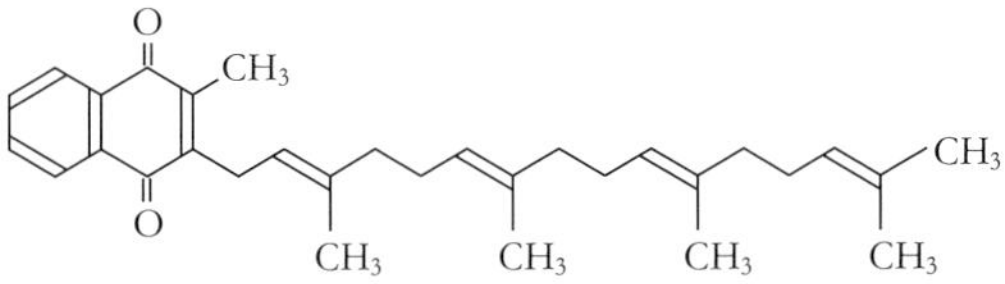

メナキノン-4

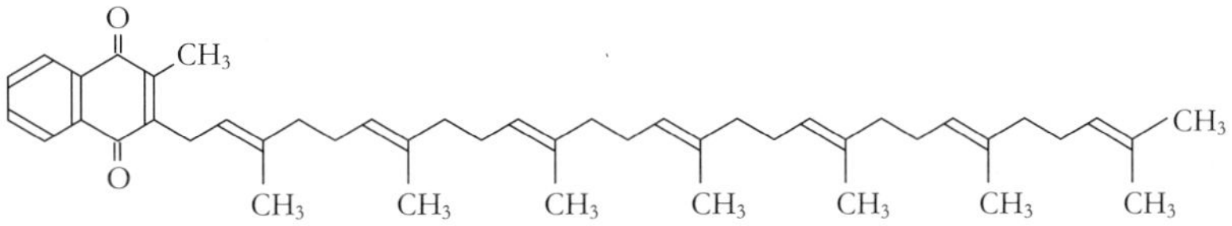

メナキノン-7

図 2E-5 ビタミン K の化学構造

d. ビタミン K

1）化学構造

ビタミン K には，緑色野菜などに多く含まれるビタミン K₁（フィロキノン phylloquinone）と糸引き納豆・動物性食品に含まれるビタミン K₂（メナキノン menaquinone）がある（**図 2E-5**）．メナキノン-4 は動物性食品に多く含まれ，メナキノン-7 は納豆菌が生産する．ヒトではビタミン K は腸内細菌により合成される．またビタミン K は，光，アルカリに不安定である．

表 2E-7 主な食品中のビタミン K 含量（可食部 100 g 当たり）

食品名	ビタミン K（μg）	食品名	ビタミン K（μg）
抹茶	2,900	パセリ（葉, 生）	850
あまのり（ほしのり）	2,600	しそ（葉, 生）	690
せん茶（茶）	1,400		

［文部科学省科学技術・学術審議会資源調査分科会：日本食品標準成分表 2020 年版（八訂）を参考に筆者作成］

2）機 能

ビタミン K は，血液凝固促進や骨の形成に関与する．また，血液凝固しやすい疾患の治療薬を服用する際には，ビタミン K を多く含む食品（健康食品を含む）の過剰摂取を避ける．

3）欠乏症・過剰症

新生児はビタミン K 欠乏となりやすく，**特発性乳児ビタミン K 欠乏症**や**新生児メレナ**がビタミン K 欠乏により起こる．また，ビタミン K 過剰症は，通常の食品摂取では認められていない．

4）食品成分表

食品成分表では，ビタミン K は，原則としてビタミン K_1（フィロキノン）と K_2（メナキノン-4）の合計を収載している．ビタミン K は化学的定量法により測定され，単位（μg）として整数で表示されている．納豆類と金山寺みそ，ひしおみそのみそではメナキノン-7 が多いため，メナキノン-7 をメナキノン-4 換算値とし，ビタミン K 含量に合算して算出している（計算式は以下 5）に同じ）．主な食品中のビタミン K 含量は，**表 2E-7** の通りである．

5）食事摂取基準

食事摂取基準では，ビタミン K は 1 日当たりの目安量が設けられている（**表 2E-1**）．メナキノン-7 は，次の式に基づきメナキノン-4 相当量に換算し食事摂取基準を算定した．

$$メナキノン\text{-}4 \, 相当量（mg）＝メナキノン\text{-}7（mg）\times 444.7 / 649.0$$

❸ 水溶性ビタミン

水に溶けやすい性質を持つ水溶性ビタミンには，ビタミン B_1，ビタミン B_2，ナイアシン，ビタミン B_6，ビタミン B_{12}，葉酸，ビオチン，パントテン酸，ビタミン C の 9 種類がある．

a. ビタミン B_1

1）化学構造

食品中のビタミン B_1 は，**チアミン**（thiamine）と**チアミンリン酸エステル**（チアミンとリン酸がエステル結合している）である．チアミンリン酸エステルには，**チアミン一リン酸エステル**，**チアミン二リン酸エステル**，**チアミン三リン酸エステル**がある（**図 2E-6**）．チアミンリン酸エステルを摂取すると，消化管にて遊離のチアミンとなり，体内で再度リン酸エステルとなる．また，ビタミン B_1 はにんにくに含まれる**アリシン**と反応して**アリチアミン**を生成することにより，腸管からの吸収が向上する．ビタミン B_1 はアルカリ性

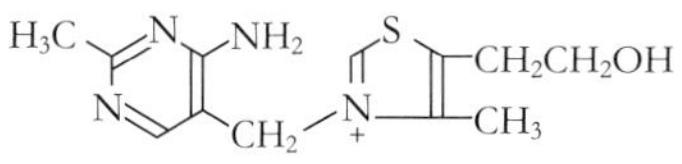

チアミン

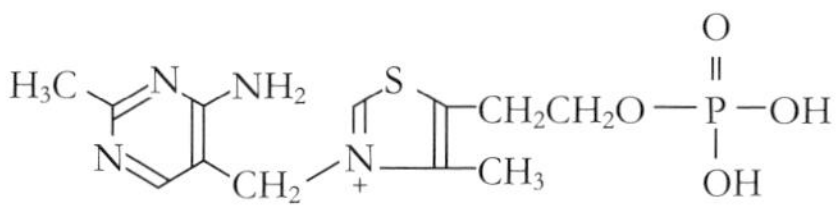

チアミン一リン酸エステル

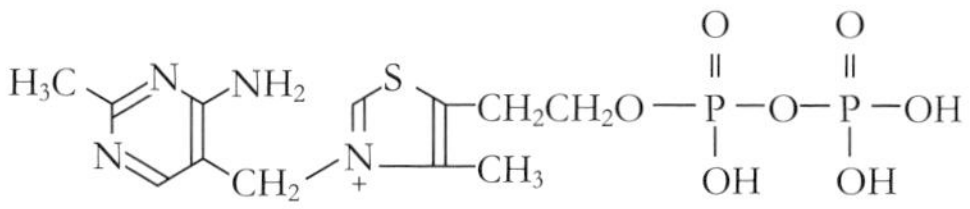

チアミン二リン酸エステル

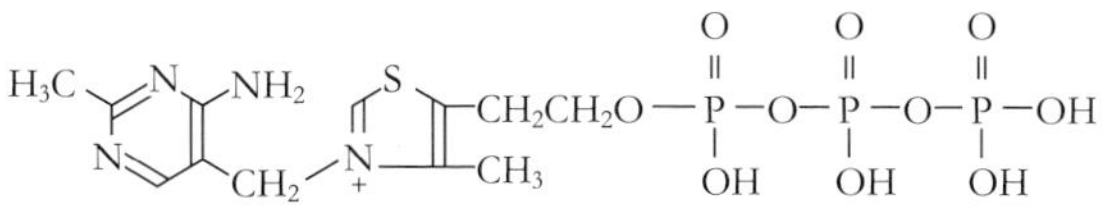

チアミン三リン酸エステル

図 2E-6 ビタミン B_1 およびそのリン酸エステルの化学構造

で不安定である.

2）機　能

ビタミン B_1 は，主に糖代謝や分岐鎖アミノ酸代謝に関与する酵素の補酵素型のチアミン二リン酸として働くことから，ヒトの正常な発育や神経の機能維持に必要である.

3）欠乏症・過剰症

ビタミン B_1 欠乏症には，**脚気**（かっけ），**ウェルニッケ-コルサコフ症候群**がある．通常の食品摂取によるビタミン B_1 過剰症は報告されていない.

4）食品成分表

食品成分表では，ビタミン B_1 は化学的定量法により測定され，チアミン塩酸塩相当量（mg）として小数第 2 位まで表示されている．ビタミン B_1 は，小麦胚芽，豚肉，ごま，玄米などに多く含まれる.

5）食事摂取基準

食事摂取基準では，ビタミン B_1 はチアミン塩化物塩酸塩量で示されている（**表 2E-1**）.

b. ビタミン B_2

1）化学構造

ビタミン B_2 には，**リボフラビン**（riboflavin），**フラビンモノヌクレオチド**（flavin mononucleotide, FMN），**フラビンアデニンジヌクレオチド**（flavin adenin dinucleotide, FAD）がある（**図 2E-7**）．リボフラビンは，光やアルカリ性条件で分解されやすい．FMN，FAD を摂取すると，体内で遊離のリボフラビンとなる．遊離のリボフラビンは体内で再度 FMN，FAD へと変換される.

2）機　能

FMN，FAD は，酸化還元反応に関与する酵素の補酵素として作用する．ビタミン B_2 は，正常な発育に必要である.

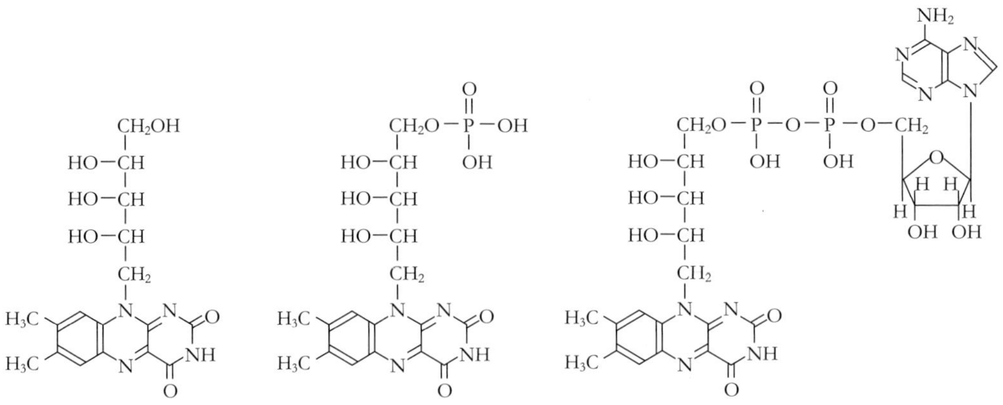

図 2E-7 ビタミン B₂ の化学構造

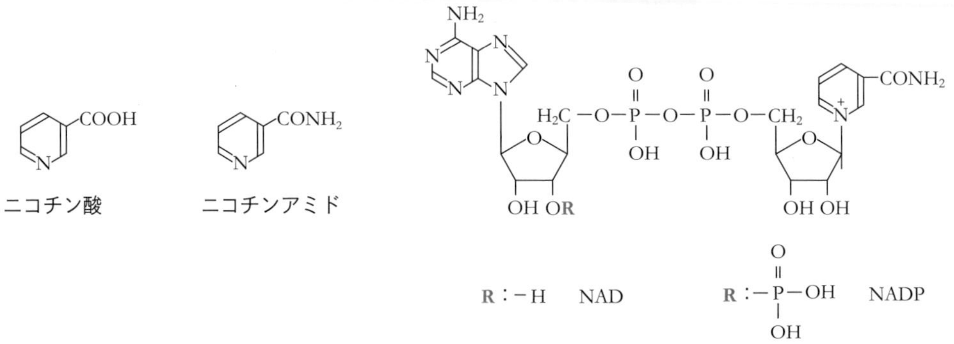

図 2E-8 ナイアシン・NAD・NADPの化学構造

3）欠乏症・過剰症

ビタミン B₂ の欠乏症は，口角炎，舌炎，脂漏性皮膚炎などがある．また，ビタミン B₂ の過剰症は，通常の食品摂取では報告されていない．

4）食品成分表

食品成分表では，ビタミン B₂ 量を収載している．ビタミン B₂ は化学的定量法により測定され，mg を単位として小数第 2 位まで表示されている．ビタミン B₂ は，肝臓などに多く含まれる．

5）食事摂取基準

食事摂取基準では，ビタミン B₂ はリボフラビン量で設定されている（**表 2E-1**）．

c. ナイアシン（niacin）

1）化学構造

ナイアシンは，**ニコチン酸**（nicotinic acid）と**ニコチンアミド**（nicotinamide）を合わせたものをいう（**図 2E-8**）．ナイアシンは熱・光・酸・アルカリに強く安定である．動物性食品にはニコチンアミドと NAD が，植物性食品にはニコチン酸と NAD が含まれる．

2）機　能

ナイアシンは，生体内でニコチンアミドアデニンジヌクレオチド（NAD），およびニコチンアミドアデニンジヌクレオチドリン酸（NADP）となって，酸化還元反応に関与する酵素の補酵素として働く．動物はトリプトファンからナイアシンを生合成できるが十分量ではないため，トリプトファンとナイアシンを食事から摂取する必要がある．食品中に含まれる NAD は体内でニコチンアミドに分解され，再度 NAD に合成される．

3）欠乏症・過剰症

ナイアシンの欠乏症は**ペラグラ**であり，皮膚炎，下痢などの症状がみられる．ナイアシンの過剰症は，通常の食品摂取ではみられない．

4）食品成分表

食品成分表では，ナイアシンおよびナイアシン当量を収載している．ナイアシンの成分値はニコチン酸相当量で示してある．ナイアシンは微生物学的定量法により測定され，mg を単位として小数第 1 位まで表示されている．ナイアシンは，食品の摂取以外に生体内でトリプトファンより一部生合成される．生体内では，トリプトファンのナイアシンとしての活性は，重量比で 60 分の 1 であることから，ナイアシン当量は，

$$\text{ナイアシン当量（mg NE）}=\text{ナイアシン（mg）}+1/60\,\text{トリプトファン（mg）}$$

と計算する．また，トリプトファン量が未知のときは，たんぱく質の 1 ％をトリプトファンとみなして次式に基づいて求める．

$$\text{ナイアシン当量（mg NE）}$$
$$=\text{ナイアシン（mg）}+\text{たんぱく質（g）}\times1{,}000\times1/100\times1/60\text{（mg）}$$

5）食事摂取基準

食事摂取基準では，ナイアシンはニコチン酸量として設定され，単位はナイアシン当量（mgNE）である（**表 2E-1**）．

d. ビタミン B$_6$

1）化学構造

ビタミン B$_6$ は，**ピリドキシン**（pyridoxine），**ピリドキサール**（pyridoxal），**ピリドキサミン**（pyridoxamine）とこれらのリン酸エステルであるピリドキサールリン酸，ピリドキサミンリン酸，ピリドキシンリン酸がある（**図 2E-9**）．動物性食品は主にピリドキサールとピリドキサールリン酸，植物性食品には主にピリドキシン，ピリドキシンの糖誘導体であるピリドキシン β-グルコシドを含む．ピリドキシンリン酸，ピリドキサールリン酸，ピリドキサミンリン酸を摂取すると，加水分解後に吸収され，体内でピリドキサールリン酸に変換される．またビタミン B$_6$ は，光により分解されやすい．

2）機　能

ビタミン B$_6$ の活性型であるピリドキサールリン酸は，アミノ酸代謝酵素の補酵素となる．そのほかにビタミン B$_6$ は，脂質代謝，神経伝達物質の生成に関与する．

3）欠乏症・過剰症

ビタミン B$_6$ の欠乏症は脂漏性皮膚炎，舌炎，口角症などである．またピリドキシンの

大量摂取により，感覚性ニューロパシー発症がみられる．

4) 食品成分表

食品成分表では，ビタミン B_6 は微生物学的定量法により測定され，ピリドキシン相当量（mg）として小数第2位まで表示されている．

5) 食事摂取基準

食事摂取基準において，ビタミン B_6 はピリドキシン大量摂取時の感覚性ニューロパシーを指標として，耐容上限量が設定されている（**表 2E-1**）．

e. ビタミン B_{12}

1) 化学構造

ビタミン B_{12} は，**ヒドロキソコバラミン**（hydroxocobalamin），**メチルコバラミン**（methylcobalamin），**アデノシルコバラミン**（adenosylcobalamin）などとして存在し，分子内にコバルトを持つ（**図 2E-10**）．ビタミン B_{12} は微生物が合成し，動物には食物連鎖により蓄積される．ビタミン B_{12} は熱に強いが，アルカリ性で加熱することにより分解する性質を持つ．

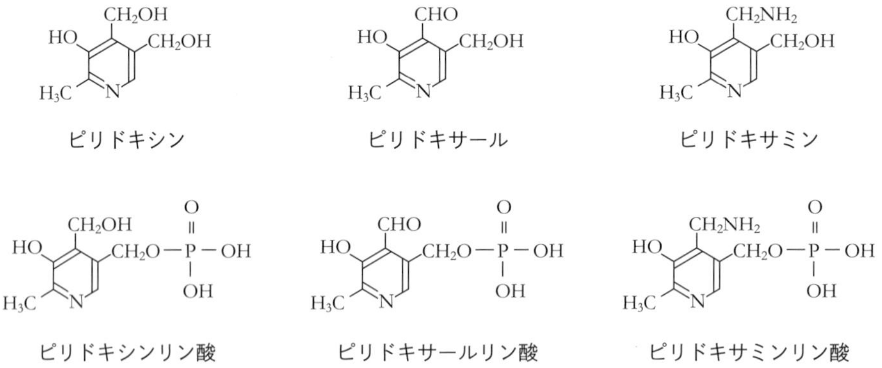

図 2E-9 ビタミン B_6 の化学構造

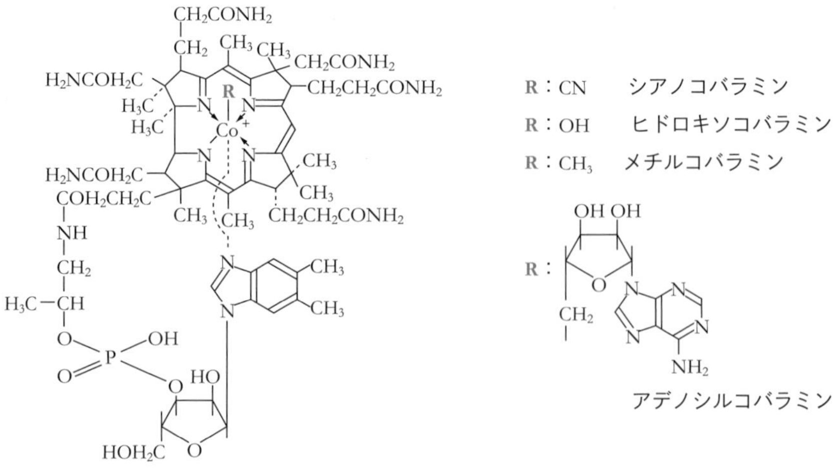

図 2E-10 ビタミン B_{12} の化学構造

2）機　能

生体内において，メチルコバラミンはメチオニン合成酵素の補酵素として，アデノシルコバラミンは脂肪酸・アミノ酸代謝酵素の補酵素として働く．

3）欠乏症・過剰症

ビタミン B_{12} の欠乏症は巨赤芽球性貧血，末梢神経障害がある．通常の食事によるビタミン B_{12} の過剰症は報告されていない．

4）食品成分表

食品成分表では，ビタミン B_{12} は微生物学的定量法により測定され，シアノコバラミン相当量（μg）として小数第1位まで収載している．ビタミン B_{12} は，しじみ，肝臓，あさりなどに多く含まれている．

5）食事摂取基準

食事摂取基準では，ビタミン B_{12} の数値はシアノコバラミン量として設定されている（**表2E-1**）．

f. 葉　酸（folic acid）

1）化学構造

葉酸の化学構造においては，*p*-アミノ安息香酸のアミノ基にプテリン環のメチル基が結合し，カルボキシ基にグルタミン酸のアミノ基が結合している（**図2E-11**）．食品中の葉酸は，グルタミン酸が1個〜数個結合しており，グルタミン酸が1個結合している葉酸を，**プテロイルモノグルタミン酸**という（**図2E-11**）．生体内では，プテリン環の一部が水素化され，5,6,7,8-テトラヒドロ葉酸へと変化する．5,6,7,8-テトラヒドロ葉酸は，生体内では活性型として作用する．葉酸は光・熱・空気酸化に対して不安定であるため，分解しやすい．

2）機　能

葉酸は，核酸・アミノ酸代謝，たんぱく質合成酵素などの補酵素として働く．

3）欠乏症・過剰症

葉酸の欠乏症には，**巨赤芽球性貧血**がある．妊娠中の女性で葉酸が欠乏すると，胎児の**神経管閉鎖障害**などを引き起こす．通常の食事摂取による過剰症は見当たらない．アメリカではプテロイルモノグルタミン酸強化食品の摂取による健康障害の報告がある．

4）食品成分表

食品成分表では，葉酸は微生物学的定量法により測定され，単位は μg として整数で収載している．葉酸は肝臓やほうれんそうなどに多く含まれる．

5）食事摂取基準

食事摂取基準では，葉酸の数値はプテロイルモノグルタミン酸量として設定されている

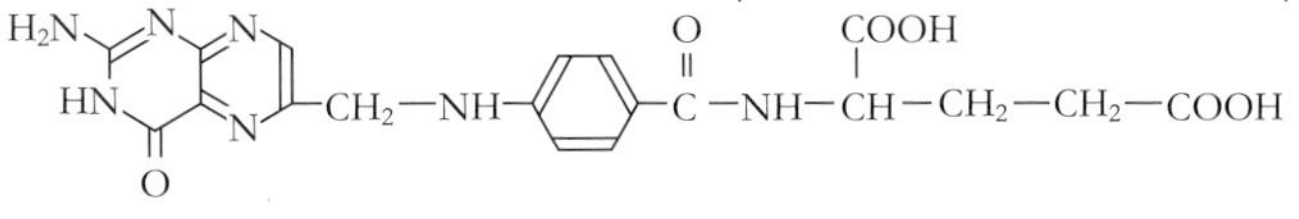

図 2E-11 葉酸（プテロイルモノグルタミン酸）の化学構造

（**表 2E-1**）．妊娠期の女性には，胎児の神経管閉鎖障害のリスク低減のため 400 μg／日の
プテロイルモノグルタミン酸の摂取が望ましいとされた．また，葉酸のサプリメントおよ
び葉酸が強化された食品から摂取された葉酸に限定して，耐容上限量が設定された．

g. ビオチン（biotin）

1）化学構造

ビオチンの化学構造式を**図 2E-12** に示した．食品中のビオチンのほとんどが，たんぱ
く質中のリシンと結合している．ビオチンは，卵白中のアビジンと結合しやすく，また熱・
光・酸・アルカリに安定な性質を持つ．食品中のビオチンは消化管でたんぱく質から遊離
して吸収される

2）機　能

ビオチンは，ビオチンを補酵素とする酵素に結合し，カルボキシ基の固定反応や転移反
応に関わることにより，糖新生，脂肪酸・アミノ酸代謝などを調節する．

3）欠乏症・過剰症

ビオチンを含む食品が多く，また腸内細菌により合成されることから，通常はほとんど
欠乏症にならない．生の卵白を長期的に大量に摂取するとき，卵白中のたんぱく質である
アビジンがビオチンと結合することにより，ビオチンが吸収できなくなりビオチン欠乏症
が発症し，皮膚炎，脱毛，舌炎，食欲不振などがみられる．ビオチンの過剰症は報告され
ていない．

4）食品成分表

食品成分表では，ビオチンは微生物学的定量法により測定され，μg を単位として小数
第 1 位まで収載している．ビオチンは，肝臓，らっかせい，あおのり，鶏卵などに多く含
まれている．

5）食事摂取基準

食事摂取基準では，ビオチン量として設定されている（**表 2E-1**）．

h. パントテン酸（pantothenic acid）

1）化学構造

パントテン酸は補酵素 A（**CoA**）の構成成分である（**図 2E-13**）．パントテン酸は体内
で CoA へと変換される．パントテン酸は，酸・アルカリ・熱で分解されやすい．

2）機　能

パントテン酸は CoA の構成成分として，糖・脂肪酸代謝に関与する．

3）欠乏症・過剰症

パントテン酸は多くの食品に含まれており，通常の食事では欠乏症はほとんど起こらな

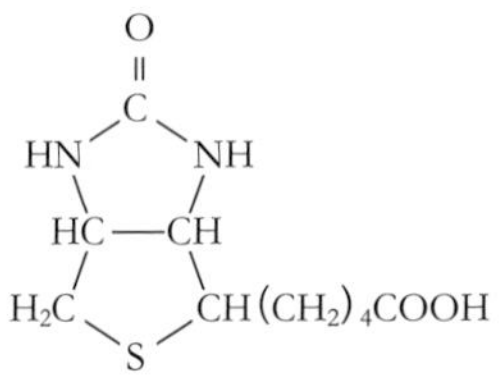

図 2E-12 ビオチンの化学構造

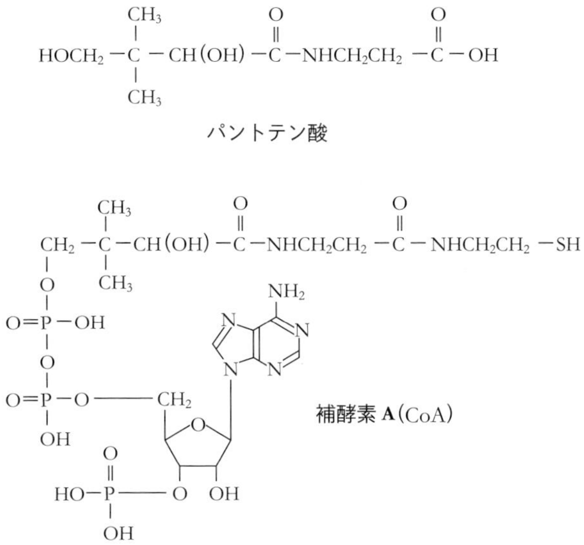

$$\text{HOCH}_2-\overset{\overset{\displaystyle CH_3}{|}}{\underset{\underset{\displaystyle CH_3}{|}}{C}}-CH(OH)-\overset{\overset{\displaystyle O}{\|}}{C}-NHCH_2CH_2-\overset{\overset{\displaystyle O}{\|}}{C}-OH$$

パントテン酸

図 2E-13 パントテン酸および補酵素 A の化学構造

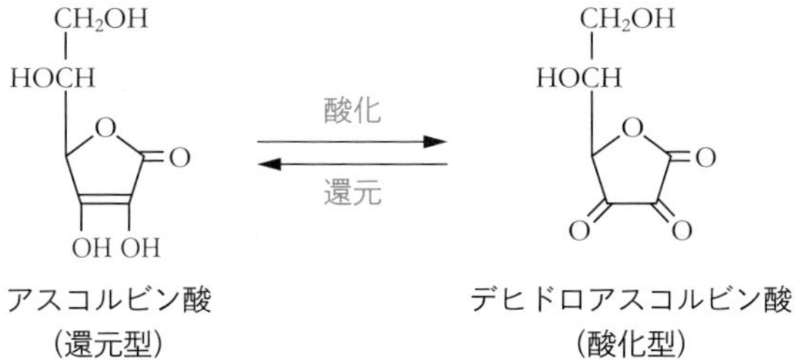

図 2E-14 ビタミン C の化学構造

い．パントテン酸が欠乏すると，成長停止などがみられる．通常の食事での過剰症はほとんど報告されていない．

4）食品成分表

食品成分表では，パントテン酸は微生物学的定量法により測定され，mg を単位として小数第 2 位まで収載している．パントテン酸は，肝臓，糸引き納豆，らっかせいなどに多く含まれる．

5）食事摂取基準

食事摂取基準では，パントテン酸量で設定されている（**表 2E-1**）．

i. ビタミン C

1）化学構造

ビタミン C は還元型の L-**アスコルビン酸**（ascorbic acid）と酸化型の L-**デヒドロアスコルビン酸**（dehydroascorbic acid）がある（**図 2E-14**）．ヒトの体内では，ビタミン C は，L-アスコルビン酸と L-デヒドロアスコルビン酸は相互に変換し，ビタミン C 活性を示す．また，ビタミン C は熱および光により変化しやすい．

2）機　能

　ビタミン C は強い抗酸化性があり，ビタミン E とともに生体内での酸化障害抑制に働く．ヒトはビタミン C を合成できないため，毎日食品から摂取する必要がある．ビタミン C は，コラーゲン合成，カテコールアミン合成，非ヘム鉄の吸収促進に働く．またビタミン C は，食品の褐変防止にも用いられる．

3）欠乏症・過剰症

　ビタミン C の欠乏症は壊血病である．通常の食事によるビタミン C の過剰症の報告はない．

4）食品成分表

　食品成分表では，ビタミン C は化学的定量法により測定され，L-アルコルビン酸（還元型）と L-デヒドロアスコルビン酸（酸化型）の合計（mg）を整数で収載している．

5）食事摂取基準

　食事摂取基準では，L-アスコルビン酸の重量で設定されている（**表 2E-1**）．

練 習 問 題

(1) 脂溶性ビタミンに関する記述である．正しいのはどれか．1 つ選べ．

① 野菜に含まれるビタミン K は，主にメナキノンである．

② β-カロテンのプロビタミン A 活性は，β-クリプトキサンチンの 2 分の 1 である．

③ ビタミン D の欠乏症は，くる病である．

④ ビタミン E の欠乏症は，夜盲症である．

⑤ エルゴステロールは，紫外線照射によりビタミン D_3 に変換する．

(2) 水溶性ビタミンに関する記述である．正しいのはどれか．1 つ選べ．

① 葉酸は，生卵白中のアビジンと結合する．

② ビタミン B_{12} は，植物性食品に含まれる．

③ ナイアシンは，生体内でトリプトファン合成に用いられる．

④ ビタミン B_1 の欠乏症は，脚気である．

⑤ L-デヒドロアスコルビン酸は，ビタミン C の還元型である．

(3) ビタミンに関する記述である．正しいのはどれか．1 つ選べ．

① 鶏肝臓のビタミン A 含量は，鶏もも肉より多い．

② ビタミン E の中で生体内に最も多く存在するのは，α-トコトリエノールである．

③ パントテン酸は，NAD および NADP の構成成分である．

④ ナイアシンは，CoA の構成成分である．

⑤ ビタミン K は，腸内細菌により合成できない．

F　ミネラル（無機質）

　食品や人体には約30種類の必須元素が存在し，体構成成分や生命維持に必要な元素である．これらの元素のうち，たんぱく質，糖質，脂質を構成する酸素，炭素，水素，窒素の4元素だけで約96％を占め，残りの約4％が**ミネラル（無機質）**である．**日本人の食事摂取基準**（2020年版）（以下，食事摂取基準）において，策定栄養素等ではミネラルを，多量ミネラルとして，ナトリウム（Na），カリウム（K），カルシウム（Ca），マグネシウム（Mg），リン（P）が，**微量ミネラル**として，鉄（Fe），亜鉛（Zn），銅（Cu），マンガン（Mn），ヨウ素（I），セレン（Se），クロム（Cr），モリブデン（Mo）が取り上げられており，性年齢区分によって，推定平均必要量，推奨量，目安量，耐容上限量などが策定されている．

❶ 多量ミネラル

a．ナトリウム（sodium, Na）

　ナトリウムは，主として食物から**食塩**（主に塩化ナトリウム：NaCl）の形で摂取されており，摂取後，腎臓から尿へ排泄され，また，皮膚からも体外に排泄される．これは，**細胞外液に存在**し，体液のpH（水素イオン濃度）調節，浸透圧や体液量の維持，神経伝達機構などに関わっている．ナトリウムはカリウムと一緒に細胞内外の物質交換に関与しており，アミノ酸，単糖類などを能動的に取り込む輸送系は，細胞内外のナトリウムの大きな濃度勾配を駆動力として利用している．また，ナトリウムは，カリウムと拮抗して筋肉収縮に関与して心筋の弛緩を促す働きがある．

　一般的に，ナトリウムは海藻を除く植物性食品には少なく，**動物性食品に多い**のが特徴である．通常の食生活を営んでいる場合に，欠乏症になることはない．逆に，食塩はよい塩味を呈するので過剰摂取になりやすく，**過剰摂取は高血圧**，胃潰瘍，動脈硬化などの疾病を招くことがあり，適正な摂取に努める必要がある．食事摂取基準では，ナトリウム（食塩相当量）の目標量（g/日）は，男性（18歳以上）7.5g未満，女性（18歳以上）6.5g未満としている．また，日本食品標準成分表2020年版（八訂）では，食塩相当量を表しており，原子吸光法で求めたナトリウム量に2.54を乗じて算出している．

$$食塩相当量＝ナトリウム量×2.54$$
$$2.54：NaClの分子量（23＋35.5）/Naの原子量（23）$$

　食塩は調味料で用いられるほか，塩漬けなどの食品の保存のためにも大量に用いられている．また，ナトリウム塩は水によく溶けるため，グルタミン酸やアルギン酸，重曹などの食品添加物にはナトリウム塩が多い．また，和食に使用される調味料のしょうゆ，みそ，海産物などには食塩が多く含まれている（**表2F-1**）．

b．カリウム（potassium, K）

　カリウムは，海藻類，豆類，いも類，穀類，肉類，野菜，果物など植物性食品に広く含まれている（**表2F-2**）．しかし，調理により損失されやすい面もあり，調理なしで摂食

表 2F-1 **食品に含まれるナトリウム，食塩**（可食部 100g 当たり）

食品名		ナトリウム（mg）	食塩相当量（g）
魚介類	いわし（うるめ，丸干し）	2,300	5.8
	さきいか	2,700	6.9
調味料および香辛料類	ウスターソース	3,300	8.4
	みそ（まめみそ）	4,300	10.9
	しょうゆ（こいくちしょうゆ）	5,700	14.5
果実類	梅干し（塩漬）	7,200	18.4
穀類	干しうどん（乾）	1,700	4.3
	即席中華めん（非油揚げ）	2,700	6.9

［文部科学省科学技術・学術審議会資源調査分科会：日本食品標準成分表 2020 年版（八訂）を参考に著者作成］

表 2F-2 **食品に含まれるカリウム**（可食部 100 g 当たり）

食品名		含量（mg）	食品名		含量（mg）
藻類	わかめ	730	果実類	いちご	170
	まこんぶ（素干し，乾）	6,100		グレープフルーツ	140
野菜類	めキャベツ	610		ネーブルオレンジ	180
	ほうれんそう（葉，生）	690		もも	180
果実類	りんご	120		メロン	350
	すいか	120		バナナ	360
				アボカド	590

［文部科学省科学技術・学術審議会資源調査分科会：日本食品標準成分表 2020 年版（八訂）を参考に著者作成］

する果物がカリウムのよい供給源といわれている．生体中には大部分がカリウムイオン（K^+）として存在し，人体を構成する元素の約 0.2％を占める．血漿やリンパ液中には少なく，その約 90％が細胞内にリン酸塩およびたんぱく質結合物として存在する．細胞内液の浸透圧の維持，神経機能，たんぱく質代謝，筋肉収縮に関与している．ナトリウムの排泄量が増加すると，カリウムの排泄量も増加するため，ナトリウムを多く摂取する場合にはカリウムを多く摂取する必要があるといわれている．

　食事摂取基準では，体内のカリウム平衡を維持するために適正と考えられる値を目安量として設定しており，カリウムの目安量（mg/日）は，通常の男性 2,500 mg（18 歳以上），女性 2,000 mg（18 歳以上）である．また，世界保健機関（WHO）のカリウム摂取量に関するガイドラインは，降圧と脳心管リスクの抑制のために最低 90 mmol（約 3,500 mg）/日摂取することを推奨している．

c. カルシウム（calcium, Ca）

　カルシウムは，人体を構成する元素の 1.5 ～ 2％を占め，その 99％が骨などの硬組織に存在し，1％が血液や細胞内に存在し，血液の凝固，筋肉の凝固，筋肉の収縮，神経の興奮，免疫反応などの多くの生理作用に関与している．

　食事摂取基準では，年齢ごとに目安量，目標量，上限量が設定されている．たとえば，30 ～ 49（歳）の男性，女性でのカルシウムの推定平均必要量（mg/日）は 550 mg，推奨

表 2F-3　食品に含まれるカルシウム（可食部 100 g 当たり）

	食品名	含量 (mg)		食品名	含量 (mg)
魚介類	ししゃも	330	豆類	納豆（糸引き）	90
	しらす干し	520		豆腐（木綿）	93
	いわし（丸干し）	570		だいず	180
	干しえび	7,100	野菜類	チンゲンサイ	100
乳類	牛乳	110		こまつな	170
	ヨーグルト	120		だいこん（葉）	260
	チーズ（プロセス）	660	藻類	わかめ	100
卵類	鶏卵	46		まこんぶ	780
				ひじき（ステンレス釜，鉄釜・乾）	1,000

［文部科学省科学技術・学術審議会資源調査分科会：日本食品標準成分表 2020 年版（八訂）を参考に著者作成］

量は 650 mg，耐容上限量は 2,500 mg である．カルシウムを多く含む食品は，小魚，牛乳類，卵，だいず，野菜，海藻類であり，牛乳とその加工品の吸収率は 30 ～ 40 ％と良好である（**表 2F-3**）．カルシウムは，日本人が不足しがちな無機質であるため，カルシウムを多く含む食品の摂取の推奨とともに，カルシウムの吸収を良好にする食事因子を考慮した食事，または，食品摂取するべきである．カルシウムの吸収を手助けするものとして，ビタミンD，カゼインホスホペプチド（CPP）や乳糖（ラクトース），クエン酸などの有機酸などがある．一方，ほうれんそうに多いシュウ酸や豆類などのフィチン酸は，カルシウムと難溶性の塩を作るため，カルシウムの吸収を妨げる．また，Ca：P が 1：1 ～ 2 を超えるリン酸の多量摂取はカルシウムの体内での利用に影響があるといわれており，好ましくない．

　カルシウムは大豆たんぱく質や一部の多糖類と結合してゲルを形成する．たとえば，硫酸カルシウムは「にがり」として，豆腐の凝固時に使われる．消石灰 $Ca(OH)_2$ はこんにゃくの製造に用いられる．また，カルシウムは果実などに含まれる低メトキシペクチンや藻類に含まれるアルギン酸をゲル化させる性質がある．

d．マグネシウム（magnesium, Mg）

　マグネシウムを含むクロロフィルは緑黄色野菜に多く含まれているため，緑黄色野菜はマグネシウムの重要な供給源になっている．また，種実類，豆類，海藻類にも多い（**表 2F-4**）．

　成人では，マグネシウムの 50 ～ 60 ％がカルシウムやリンとともに骨に含まれているが，残りはカリウムとともに細胞内に局在している．浸透圧の調整をし，ホスファターゼ，ホスホキナーゼ，ピロホスファターゼ，チオキナーゼなど体内では約 300 種類もの酵素の活性化に働いている．さらにマグネシウムは，カルシウム，カリウムの代謝に必要である．慢性的なマグネシウム欠乏は心臓血管の障害をもたらすことが知られている．

　マグネシウムの食事摂取基準（mg/日）は，各年齢，性別ごとに設定されている．たとえば，男性では，推定平均必要量 310 mg，推奨量 370 mg（30 ～ 49 歳）で，女性では，推定平均必要量 240 mg，推奨量 290 mg（30 ～ 49 歳）である．妊婦は推定平均必要量 30 mg，推奨量 40 mg の付加量が設定されている．

　わが国では，マグネシウムは若干不足しているといわれている．しかし，単純なマグネ

表 2F-4 **食品に含まれるマグネシウム**（可食部 100 g 当たり）

	食品名	含量 (mg)		食品名	含量 (mg)
野菜類	ほうれんそう（生）	69	種実類	カシューナッツ	240
	しそ（葉）	70		アーモンド	310
	えだまめ	62			
豆 類	豆腐（木綿）	57	藻 類	わかめ（生）	110
	おから	40		まこんぶ	530
	納豆（糸引き）	100		ひじき（ステンレス釜，鉄釜・乾）	640
	だいず	220		あおのり	1,400

［文部科学省科学技術・学術審議会資源調査分科会：日本食品標準成分表 2020 年版（八訂）を参考に著者作成］

表 2F-5 **食品に含まれるリン**（可食部 100 g 当たり）

	食品名	含量 (mg)		食品名	含量 (mg)
魚介類	わかさぎ	350	穀 類	こむぎ（玄穀）	350
	ししゃも	430		こめ（玄米）	290
乳 類	チーズ（プロセス）	730	豆 類	だいず	490
	ヨーグルト	100		豆腐（木綿）	88
	牛 乳	91		納豆（糸引き）	190
肉 類	ぶた（肝臓）	340			

［文部科学省科学技術・学術審議会資源調査分科会：日本食品標準成分表 2020 年版（八訂）を参考に著者作成］

シウム欠乏はまれにしかみられない．欠乏すると神経疾患，精神疾患，不整脈，心疾患をきたすことが知られている．飲料水の硬度の高い地域では低い地域に比べ，心臓障害による突然死の発生が低いといわれ，マグネシウムなどが関連しているという報告もある．また，過剰に摂取すると下痢を起こす．

塩化マグネシウムは，豆腐の凝固に使われる「にがり」として使われる．これは食塩を除いた後の海水を煮詰めたものであるが，硫酸カルシウムが「にがり」として用いられることもある．

e. リ ン（phosphorus, P）

カルシウムやマグネシウムのリン酸塩として骨や歯などの硬組織に存在する．魚介類，肉類，乳や乳製品，穀類，だいずなどに多く，通常は不足することはない（**表 2F-5**）．リン酸エステルとして核酸および関連化合物，リン脂質，リンたんぱく質，フィチン酸などの物質の構成成分として広く食品に存在する．

リンの食事摂取基準（mg/日）は，各年齢，性別ごとに設定されている．たとえば，男性では，目安量 1,000 mg，耐容上限量 3,000 mg（18 歳以上）で，女性では，目安量 800 mg，耐容上限量 3,000 mg（18 歳以上）である．

リン酸は清涼飲料水の酸味料として使われるほか，重合リン酸塩（ポリリン酸塩）がハムやソーセージなどの畜肉，魚肉加工品の保水性，結着性の増強，乳化安定剤などに用いられ，食品添加物に指定されている．リン酸塩が食品添加物として加工食品に広く用いられているため，リン酸の過剰摂取が危惧されている．リンの過剰摂取はカルシウムの吸収を妨げることもあり，リンの摂取目標はカルシウムと等量が望ましいといわれている．

❷ 微量ミネラル

a. 鉄（iron, Fe）

　人体に含有する鉄は，65％が酸素運搬や酸化還元に関係する血液中のヘモグロビンに，3～5％が筋肉のミオグロビンに，0.3％が鉄含有酵素に存在する．残りの30％は貯蔵鉄であり，フェリチンなどの鉄結合性たんぱく質に存在する．母乳に多い鉄結合たんぱく質のラクトフェリンは，乳児の免疫などの生体防御に機能している．

　鉄は，不足しやすい無機質である．思春期の女子や，慢性の出血やスポーツで溶血が亢進した成人に鉄欠乏性貧血がみられる．貧血を予防するために鉄補給・強化食品の利用が行われている．食品中では，ヘム鉄と非ヘム鉄に分けられ，肉類，魚肉，内臓に多く含まれるヘム鉄は，主に植物性食品に含まれる無機鉄（非ヘム鉄）よりも吸収されやすい（**表2F-6**）．日本人の鉄摂取は，30％は動物性食品，70％は植物性食品に由来しているといわれている．鉄の食事摂取基準（mg/日）は，各年齢，性別ごとに設定されている．たとえば，男性では，推定平均必要量6.5 mg，推奨量7.5 mg（30～49歳）で，女性では，推定平均必要量5.5 mg，推奨量6.5 mg（30～49歳，月経なし）で推定平均必要量9.0 mg，推奨量10.5 mg（30～49歳，月経あり）である．

　鉄の吸収を高める物質にはビタミンC，たんぱく質があり，吸収を妨げる物質には茶のタンニン，卵黄のホスビチン，豆類のフィチン酸などがある．

　鉄は食品の加工，調理，貯蔵などにも種々の影響を及ぼす．なすや黒豆の色素は鉄と結合して安定化されるが，ももや赤飯の缶詰では変色の原因となる．鉄イオンは酸化反応の触媒となり，褐変反応や油脂の変敗を促す因子となる．

b. 亜　鉛（zinc, Zn）

　亜鉛は，核酸代謝，たんぱく質などに関与する酵素を活性化する働きがある．亜鉛欠乏は成長遅延，感覚器の異常としての味覚異常，皮膚障害，性機能障害などをもたらすといわれている．亜鉛の補足によって，味覚の改善や創傷治癒の促進が観察されることから，軽微な亜鉛欠乏状態にある人口は予想以上に多いと考えられている．

　亜鉛の食事摂取基準（mg/日）は，各年齢，性別ごとに設定されている．たとえば，男性では，推定平均必要量9 mg，推奨量11 mg，耐容上限量40 mg（18～29歳）で，女性では，推定平均必要量7 mg，推奨量8 mg，耐容上限量35 mg（18～29歳）である．

　亜鉛は食品に広く分布し，特に肝臓，牛肉，鶏肉，かきなどの貝類，かに，海藻類，豆類などに多く含まれている（**表2F-7**）．フィチン酸や食物繊維により吸収が低下する．また，母乳には十分量の亜鉛が含まれているが，人工乳では少ないため，乳児用調製粉乳には亜鉛の添加が認められている．

c. 銅（copper, Cu）

　血漿中の約90％の銅は血漿たんぱく質のフェロオキシダーゼに結合している．造血機能に関わる酵素成分で，不足すると貧血になる．銅は魚介類，家畜の肝臓や，植物性食品では，豆類，種実類に多い（**表2F-8**）．ヒトの場合，銅欠乏は通常はみられないが，人工栄養の未熟児では肝臓の銅蓄積が不十分であることと，牛乳の銅含量が母乳より少ない

表 2F-6 食品に含まれる鉄（可食部 100 g 当たり）

食品名		含量 (mg)	食品名		含量 (mg)
肉　類	ぶた（ヒレ）	0.9	魚介類	かつお	1.9
	うし（ヒレ）	2.5		まぐろ（きはだ）	2.0
	うし（肝臓）	4.0		いわし（丸干し）	4.5
	にわとり（肝臓）	9.0	野菜類	ブロッコリー	1.3
	ぶた（肝臓）	13.0		ほうれんそう	2.0
豆　類	豆腐（木綿）	1.5		こまつな	2.8
	納豆（糸引き）	3.3	藻　類	ひじき（鉄釜・乾）	58.0
				ひじき（ステンレス釜・乾）	6.2

［文部科学省科学技術・学術審議会資源調査分科会：日本食品標準成分表 2020 年版（八訂）を参考に著者作成］

表 2F-7 食品に含まれる亜鉛（可食部 100 g 当たり）

食品名		含量 (mg)	食品名		含量 (mg)
魚介類	かき	14.0	豆　類	納豆（糸引き）	1.9
	うなぎ蒲焼	2.7	穀　類	そば粉	2.4
肉　類	和牛肉（赤肉）	5.7		小麦はいが	16.0
	ぶた（肝臓）	6.9	藻　類	ひじき（ステンレス釜，鉄釜・乾）	1.0
	ぶた（ヒレ）	2.2		まこんぶ	0.9
豆　類	豆腐（木綿）	0.6		わかめ（生）	0.3

［文部科学省科学技術・学術審議会資源調査分科会：日本食品標準成分表 2020 年版（八訂）を参考に著者作成］

表 2F-8 食品に含まれる銅（可食部 100 g 当たり）

食品名		含量 (mg)	食品名		含量 (mg)
魚介類	大正えび	0.61	肉　類	ぶた（肝臓）	0.99
	かき	1.04	種実類	ヘーゼルナッツ	1.64
	たにし	1.90		カシューナッツ	1.89
	いいだこ	2.96	豆　類	だいず	1.07
	エスカルゴ	3.07			
	ほたるいか	3.42			

［文部科学省科学技術・学術審議会資源調査分科会：日本食品標準成分表 2020 年版（八訂）を参考に著者作成］

ことなどから問題とされる．乳児用調製粉乳には添加が認められている．

　銅の食事摂取基準（mg/日）は，各年齢，性別ごとに設定されている．たとえば，男性では，推定平均必要量 0.7 mg，推奨量 0.9 mg，耐容上限量 7 mg（18 〜 29 歳）で，女性では，推定平均必要量 0.6 mg，推奨量 0.7 mg，耐容上限量 7 mg（18 〜 29 歳）である．妊婦，授乳婦で付加量が定められている．

　緑黄色野菜に多く含まれるクロロフィルは，マグネシウムを含む不安定な色素であり，クロロフィルのマグネシウムが銅に置き換わった銅クロロフィルは安定な緑色色素である．

d. 硫　黄（sulfur, S）

　硫黄は，メチオニンなどの含硫アミノ酸，ビタミン B_1，パントテン酸，海藻多糖類（寒

表 2F-9 食品に含まれるマンガン（可食部 100 g 当たり）

食品名		含量 (mg)	食品名		含量 (mg)
嗜好飲料類	紅茶	21	穀 類	玄米	2.06
	抽出液	0.22	豆 類	だいず	2.27
	せん茶	55	藻 類	ひじき（ステンレス釜，鉄釜・乾）	0.82
	抽出液	0.31	種実類	アーモンド	2.45
	玉露	71			
	抽出液	4.6			

［文部科学省科学技術・学術審議会資源調査分科会：日本食品標準成分表 2020 年版（八訂）を参考に著者作成］

天など）の構成成分である．魚介類，肉類，卵，牛乳などのたんぱく質の豊富な食品から摂取される．硫黄は，アブラナ科，ユリ科（ネギ属）の野菜や水で戻した乾しいたけの匂い成分にも含まれる．

亜硫酸塩は還元性があり，かんぴょうやワインなどの褐変防止剤として使われている．

e. 塩　素（chloride, Cl）

塩素は，主に食塩から摂取しており，通常は不足することはない．塩素は，NaCl，KClなどの塩化物として存在し，細胞外液の酸塩基平衡に関与している．成人の体内には約150 g の塩素が存在する．胃から分泌される胃酸は塩酸であり，塩素は塩酸の状態で存在する．胃酸は，ペプシンを活性化してたんぱく質の消化を促進し，殺菌の働きもある．血液中では，他のミネラルとともに pH バランスの調整に役立っている．

f. その他の微量元素

1）マンガン（manganese, Mn）

人体内に広く分布し 10 ～ 20 mg 存在し，特に骨には平均 3.5 mg/kg 含まれている．マンガンは骨の形成に関わり，骨の石灰化に働いている．また，マンガンは，ホスファターゼ，アルギナーゼなどの多くの酵素の働きを活性化する作用を持っている．

土壌に含まれるマンガンが作物に吸収されるので，植物性の食品に多く，動物性食品に少ない傾向がある．広く食品に含まれているので，通常の食事では不足しない（**表 2F-9**）．特に，茶に多く含まれている．

マンガンの食事摂取基準（mg/日）は，各年齢，性別ごとに設定されている．たとえば，男性では，目安量 4.0 mg，耐容上限量 11 mg（18 歳以上）で，女性では，目安量 3.5 mg，耐容上限量 11 mg（18 歳以上）である．

2）ヨウ素（iodine, I）

ヨウ素は甲状腺ホルモン（チロキシン）の構成成分であり，このホルモンは発育促進，エネルギー生産などの作用を担っている．不足すると甲状腺腫などの原因となる．ヨウ素欠乏の母親は死産，流産が多く，生まれた子供に神経障害をともなう．ヨウ素は，海藻や魚介類に多い．

ヨウ素の食事摂取基準（μg/日）は，各年齢，性別ごとに設定されている．推定平均必要量は 95 μg，推奨量は 130 μg，耐容上限量 3,000 μg（男女 18 歳以上）である．妊婦，

授乳婦で付加量が定められている.

3) コバルト (cobalt, Co)

コバルトはビタミン B_{12} を構成する成分であり,コバルトの生理作用はほとんどがビタミン B_{12} によるものである.悪性貧血を防ぎ,神経の働きを正常に保っている.コバルトの供給源はビタミン B_{12} を含む食品であり,肉類,魚介類,乳製品などの動物食品や,納豆やもやしにも含まれている.

4) モリブデン (molybdenum, Mo)

モリブデンは,キサンチンオキシダーゼ,アルデヒドオキシダーゼ,亜硝酸オキシダーゼなど肝臓や腎臓の酸化酵素の活性化に関わっている.糖質や脂質の代謝を助け,鉄の利用を高め,貧血予防に働く.明確な欠乏症は知られていないが,貧血,疲労,尿酸代謝障害,不妊などの可能性があるといわれている.モリブデンは牛乳や乳製品のほか,豆類や穀類などに含まれている.植物性食品のモリブデン含量は,生育した植物の土壌の含有量に影響がある.

モリブデンの食事摂取基準・暫定値(μg/日)は,各年齢,性別ごとに設定されている.たとえば,男性では,推定平均必要量 25 μg,推奨量 30 μg,耐容上限量 600 μg(30 ~ 49 歳)で,女性では,推定平均必要量 20 μg,推奨量 25 μg,耐容上限量 500 μg(30 ~ 49 歳)である.

5) クロム (chromium, Cr)

人体に有効に働くクロムは,三価クロム(Ⅲ)であり,肝臓,腎臓,脾臓に存在し,インスリンの作用に関与し,血糖値の低下作用を促進する.また,脂質代謝にも関わっている.クロムの必要性が明らかになったのは,ビール酵母が示す耐糖能の改善効果がクロム(Ⅲ)の有機錯体によることが判明したことによる.この作用はインスリン作用を高めることにあり,インスリンとそのレセプターと複合体を作るのではないかと推定されている.

穀類,肉類,魚介類などの食品に広く含まれており,通常の食品で不足することはない.クロムの食事摂取基準・暫定値(μg/日)は,各年齢,性別ごとに設定されている.たとえば,18 歳以上の男性,女性での目安量は 10 μg である.環境汚染で知られる六価クロム(Ⅵ)は酸化力が強く有毒である.

6) フッ素 (fluorine, F)

フッ素はう蝕予防に効果があることが知られている.フッ化カルシウムとして歯や骨の表面に存在し,歯のエナメル質を強化する.過剰に摂取すると,歯の表面が点状になり黒ずむ斑状歯になる.

フッ素の摂取量は 0.7 ppm ~ 3.4 mg/日程度で,その主な供給源は飲料水と魚介類である.わが国の水道水のフッ素含量は平均 0.10 ppm である.多く含まれている食品に干しえび,しばえび,ゼラチンなどがある.

7) バナジウム (vanadium, V)

バナジウムは,動物実験では脂質代謝やコレステロールの合成を抑制する作用が認められており,ヒトにも必須と考えられている.不足すると動脈硬化症が進展すると考えられている.また,インスリン依存性の糖尿病にバナジウムが血糖値の正常化に関与するという報告もある.バナジウムを多く含む食品は,牛乳,そば,豆腐,いわし,さば,わかめ,卵などである.

8) セレン（selenium, Se）

食品のセレンは，セレノシステインなどの有機形態が主である．セレノシステインを反応中心に含むグルタチオンペルオキシダーゼなどの酵素がある．したがって，セレンは体内の抗酸化作用に関与し，細胞膜での過酸化脂質の生成を抑制し，動脈硬化予防効果があるといわれている．セレンは過剰摂取で中毒症状を起こす．これは薬物の過剰摂取によるもので，通常の食事では生じない．

セレンの主な供給源は魚肉，肉類，こむぎ，だいずである．植物性食品のセレン含量は，植物が生育した土壌を反映する．一般に，アルカリ性土壌に多く，酸性土壌に少ない．

セレンの食事摂取基準（μg/日）は，各年齢，性別ごとに設定されている．たとえば，男性では，推定平均必要量 25 μg，推奨量 30 μg，耐容上限量 450 μg（30 ～ 49 歳），女性では，推定平均必要量 20 μg，推奨量 25 μg，耐容上限量 350 μg（30 ～ 49 歳）である．妊婦，授乳婦で付加量が定められている．

練 習 問 題

(1) 無機質に関する記述である．正しいのはどれか．1つ選べ．
① 食品に含まれるシュウ酸は，カルシウムの吸収を阻害する．
② カリウムは，小魚類や牛乳，乳製品などに多く含まれ，骨の形成に関与する．
③ カリウムは，細胞外に多く存在する．
④ 亜鉛は，体内で甲状腺ホルモンの合成に利用される．
⑤ ヨウ素が欠乏すると，味覚障害などが起こる．

(2) 無機質に関する記述である．正しいのはどれか．1つ選べ．
① 食品や人体には約 10 種類の必須元素が存在し，これらの元素のうちミネラル（無機質）は，約 1 % 未満である．
② 食品中に含まれるフィチン酸は，カルシウム，マグネシウム，亜鉛などの吸収を促進する．
③ ナトリウムは，細胞内に多く存在する．
④ クロロフィルは鉄を含むため，鉄は緑黄色野菜に多く含まれている．
⑤ 母乳に多い鉄結合たんぱく質のラクトフェリンは，乳児の免疫など生体防御に機能している．

(3) 無機質に関する記述である．正しいのはどれか．1つ選べ．
① 鉄の吸収を高める物質は，ビタミン E，たんぱく質などがある．
② フッ素は清涼飲料水の酸味料など食品添加物として広く使われている．
③ 硫黄は，アブラナ科，ユリ科の野菜や乾しいたけの匂い成分に含まれる．
④ コバルトの供給源はビタミン K を含む食品で，肉類など動物食品や納豆などに含まれている．
⑤ カルシウムの吸収を手助けするものとしてビタミン A，クエン酸などがある．

(4) 無機質に関する記述である．正しいのはどれか．1つ選べ．
① 塩素は，酸化酵素の活性化に関わり，糖質や脂質の代謝を助け，乳製品や穀類に含ま

れる.

② バナジウムは造血機能に関わる酵素成分で，魚介類や豆類などに多く，牛乳における含量が母乳より少ないことから，乳児用ミルクに添加が認められている.

③ ナトリウムは植物性食品に多く，動物性食品に少ない.

④ リンは，カルシウムやマグネシウムの塩として骨や歯などの硬組織に存在する.

⑤ 食品中の鉄は，ヘム鉄と非ヘム鉄に分けられ，非ヘム鉄はヘム鉄より吸収されやすい.

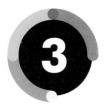

3 食品の嗜好成分

A 色の成分

「色」とは何か

380 〜 780 nm 程度の波長領域を持つ電磁波を，ヒトは視覚として感じることができ，これを可視光（光）と呼んでいる．眼の網膜の視細胞中には3種類の錐体があり，異なった波長領域の可視光を，それぞれ青，緑，赤として感じる（**図 3A-1**）．3種類の錐体すべてが，同時に，しかも適当な割合で刺激された場合に白色となるが，波長に偏りがある場合には，**表 3A-1** のような色として感じる．また，互いに補色関係にある光が3種類の錐体を同時に刺激しても白色となる．したがって，白色光のうち，ある波長領域が物質に吸収された場合，その補色が物質の色として認識されることになる．

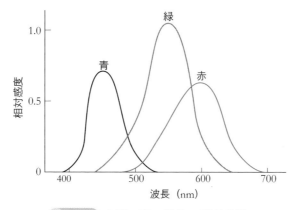

図 3A-1 人間の眼の錐体の感度曲線

表 3A-1 色と波長およびその補色

	波長（nm）	補色		波長（nm）	補色
紫	380 〜 435	黄緑	黄緑	560 〜 580	紫
青	435 〜 480	黄	黄	580 〜 595	青
緑青	480 〜 490	橙	橙	595 〜 605	緑青
青緑	490 〜 500	赤	赤	605 〜 750	青緑
緑	500 〜 560	紫赤	紫赤	750 〜 780	緑

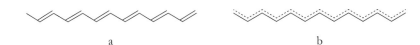

図 3A-2 共役二重結合

　食品に含まれる色素成分は，**天然色素**と**合成色素**に大きく分けられ，さらに，天然色素は**植物性色素**と**動物性色素**とに分けられる．ここでは天然色素とアミノ−カルボニル反応によって生成する色素について説明する．天然色素は，遷移金属などの無機成分と二重結合を持つ有機成分の関与が大きい．さらに，食品の色は構成する成分を示唆することがあり，食品の鮮度や価値を判断するのに役立つ場合もある．

❶ 植物性色素

　野菜，果実，海藻など植物性食品中に存在する主な色素を化学構造から分類すると，①**クロロフィル**，②**カロテノイド**，③**フラボノイド**などとなる．これらの物質に共通な特徴は，二重結合が1つおきに存在する**共役二重結合**（**図 3A-2a**）を持つことにある．共役二重結合を持つ物質は二重結合の間の単結合も二重結合のような性質を示し，分子全体にπ電子が広がったような構造式（**図 3A-2b**）で表すことができる．その結果，紫外領域から可視領域にわたる光を吸収し，物質ごとに特徴的な色を示すことになる．

a. クロロフィル（chlorophyll）

　葉緑素ともいい，植物体ではカロテノイド色素と共存して，光合成細胞が持っている葉緑体内に存在する．光を吸収する機能と，光エネルギーを化学エネルギーに変換する機能を持つ．緑藻と高等植物にはクロロフィルaとクロロフィルbがほぼ3：1の割合で含まれている．クロロフィルaは青緑色を，クロロフィルbは緑色を呈するが，補助色素であるカロテノイドによって全体としては緑色となる．

　クロロフィルは4分子のピロール（pyrrole）が4個のメチレン橋で環状につながったテトラピロール（ポルフィリン porphyrin）を骨格としたポルフィリン系色素の一種で，ポルフィリン環の中央にマグネシウム（Mg^{2+}）がある（**図 3A-3**）．配位結合しているマグネシウムイオンは，酸性にすると容易にはずれ，2個の水素が入り，金属イオンのない不安定な緑褐色のフェオフィチン（pheophytin）になる．さらにフェオフィチンのエステル結合が加水分解を受けフィトール（phytol）がはずれると，光過敏症の原因物質であるフェオホルビド（pheophorbide）が生成する．一方，クロロフィルをアルカリ性の溶液で加熱すると水溶性で鮮やかな緑色のクロロフィリン（chlorophyllin）になる．

b. カロテノイド（carotenoid）

　語源はにんじん（carrot）から単離されたカロテン（carotene）に由来する．植物の葉緑体あるいは根，果実などに数種から数十種のカロテノイドが混在しており，自然界からは200種類以上発見されている．イソプレノイド（isoprenoid）の一種で，8個のイソプレン（isoprene）（**図 3A-4**）単位で構成された炭素骨格を持ち，分子内に多数のトランス

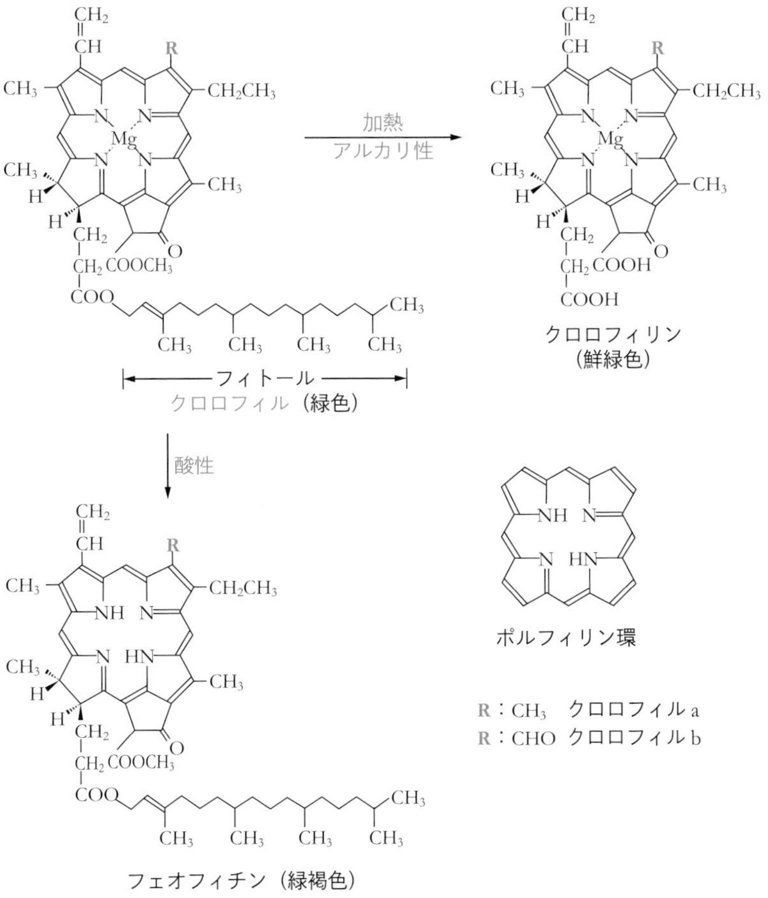

図 3A-3　クロロフィルのアルカリ性および酸性における構造変化

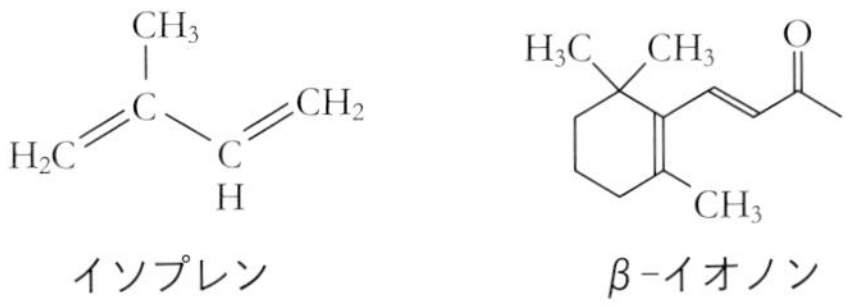

イソプレン　　　　　β-イオノン

**図 3A-4　イソプレンとβ-イオノン
の化学構造**

型の共役二重結合を有している．この長い共役二重結合を有することが，可視領域に光の
吸収を示す原因であり，その結果，黄橙色あるいは赤橙色を呈する（**図 3A-5**）．酸や光を
ともなう加熱により，トランス型の二重結合はシス型へ異性化しやすく，色調の変化や退
色を起こしやすい．また，酸化されやすく，重金属の存在でさらにそれが促進される．

　カロテノイドには，炭素と水素だけからなる**カロテン類**と，炭素と水素に加えて酸素を
含む**キサントフィル**（xanthophyll）**類**がある（**図 3A-5**）．カロテノイドは脂溶性物質で
ある．ただしカロテン類がエタノールなどの極性溶媒には溶けにくいのに対して，キサン
トフィル類は極性基を持つためにエタノールに可溶である．

　カロテン類のうち，α-，β-，γ-カロテンとキサントフィル類のクリプトキサンチン

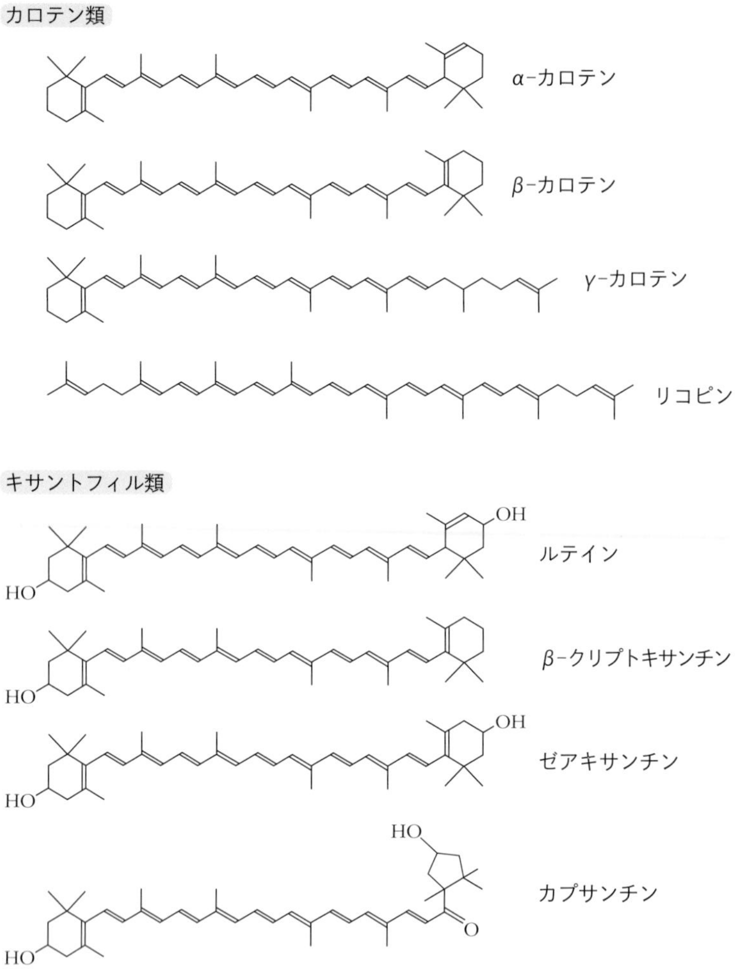

カロテン類

α-カロテン

β-カロテン

γ-カロテン

リコピン

キサントフィル類

ルテイン

β-クリプトキサンチン

ゼアキサンチン

カプサンチン

図 3A-5 カロテノイドの化学構造

（cryptoxanthin）のように，β-イオノン（β-ionone）（**図 3A-4**）に由来する構造を持つものは**プロビタミン A**（provitamin A）とも呼ばれ，体内でレチノールに変換されるため，ビタミン A 効力を持つ（**図 3A-6**）．一方，トマトやすいかに含まれる赤色色素**リコピン**（リコペン lycopene）や，とうがらしに含まれる赤色色素カプサンチン（capsanthin）は，どちらもカロテノイドであるが，β-イオノンに由来する構造を持たないのでビタミン A 効力はない．

　食品貯蔵中のカロテノイドの変色を防ぐには，酸化酵素を失活させるための**ブランチング**（blanching）**処理**（湯通し）が必要である．また，カロテノイドを空気の存在下で光照射すると退色するので，光を避け，真空包装などで空気を遮断する．

c. フラボノイド（flavonoid）

　C_6-C_3-C_6 の基本骨格（**図 3A-7**）に複数の水酸基（ヒドロキシ基）が付いた構造を持つポリフェノール化合物全体を，広義のフラボノイドという．両側のベンゼン環をそれぞ

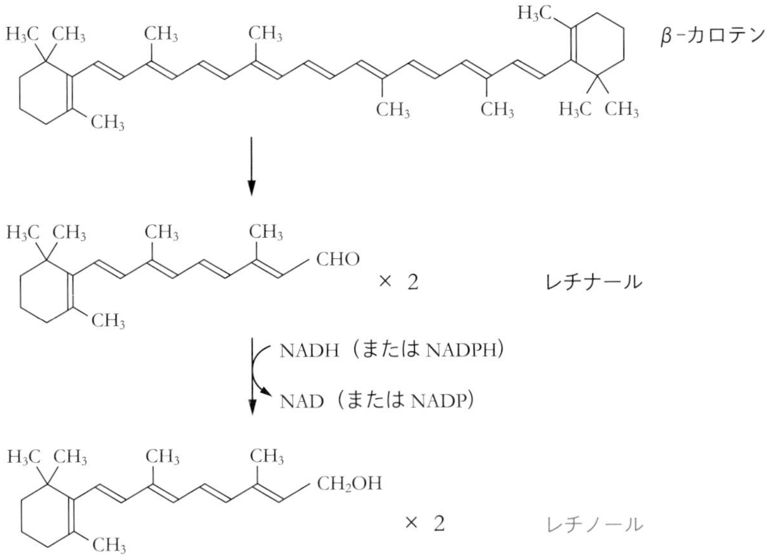

図 3A-6 *β*-カロテンからのビタミン A（レチノール）の生合成

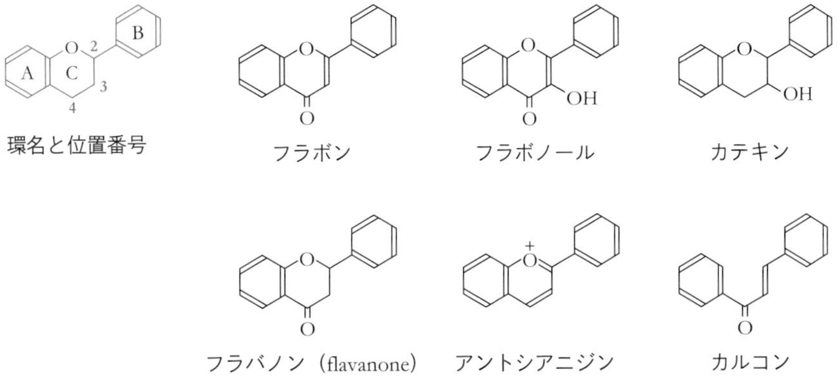

図 3A-7 フラボノイドの基本骨格

れ A 環と B 環と呼び，間の C_3 構造が環を形成する場合，それを C 環と呼ぶ．なお，C 環の 4 位がケトンであるものを狭義のフラボノイドという．

　広義のフラボノイドは，C 環の構造によってフラボノール（flavonol）やカテキン（catechin）などのサブグループに分類される．この C 環の違いによって，紫外可視領域の吸収スペクトル，脂溶性，抗酸化性などの化学的性質，さらには生理機能が大きく異なるため，この分類法は非常に便利である．このうち色のあるものはフラボン（flavone），フラボノール，アントシアニジン（anthocyanidin），カルコン（chalcone）などである．

　植物中では，遊離型（アグリコン aglycon）よりも配糖体（グリコシド glycoside）として存在するものが多い．たとえば，そばなどに含まれるルチンは，フラボノールの一種であるケルセチンにルチノースという二糖が付いた配糖体である（**図 3A-8**）．言い換えると，ケルセチンはルチンのアグリコンということになる．

　多くのフラボノイドは配糖体として摂取され，腸内細菌によりアグリコンに分解される．

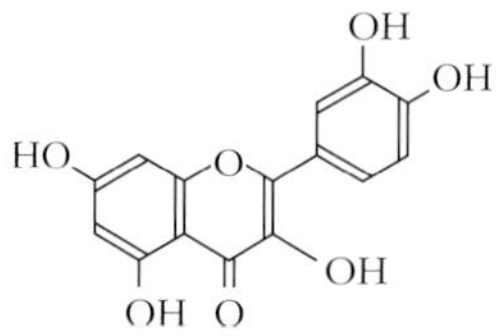

図 3A-8 ケルセチンとルチンの化学構造

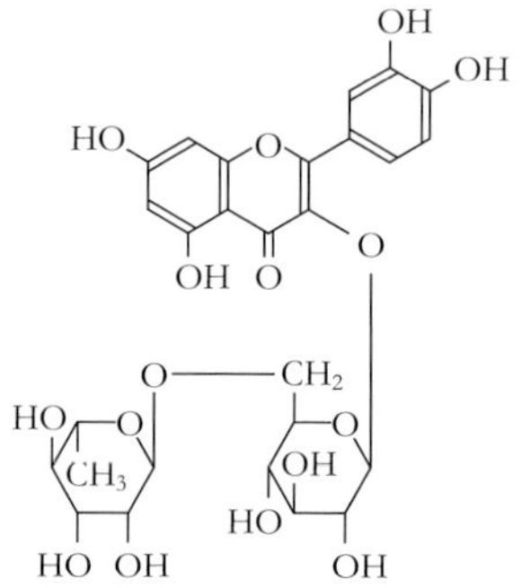

　その一部は吸収され，腸管上皮細胞あるいは肝臓で硫酸抱合体あるいはグルクロン酸抱合体となり，親水性が増大する．これは，生体がフラボノイドを異物として認識し，水溶性を付加することにより，尿中への排泄を促進しているものと考えられる．

　フラボンとフラボノールはいずれも2位と3位の炭素間に二重結合を持つため，分子全体に共役二重結合が広がっている．このため可視領域での吸収を示し，アルカリ性で黄色あるいは黄橙色，酸性で無色あるいは淡黄色のものが多い．加熱すると黄色から褐色になり，金属イオンとキレートしても色が濃くなる．また，多くのフラボノイドは油脂中で抗酸化作用を示す．

d. アントシアニン（anthocyanin）

　アントシアニジンに糖が付き，配糖体になったものを**アントシアニン**と呼び赤色や紫色を示す．しそ，なす，赤かぶ，ぶどう，いちごなどに含まれる．なお，アントシアニジンとアントシアニンをあわせて**アントシアン**（anthocyan）と呼ぶ．

　アントシアニンにも共役二重結合があり，共鳴構造になっている．それがpHによって変化するため，色調が変わる．**一般に，酸性で赤，アルカリ性で青になる**．たとえば，赤かぶに含まれるシアニン（cyanin）は酸によって赤色を呈すが，これは**図 3A-9**に示した構造変化によるものである．

　アントシアニンのうち，B環に水酸基（ヒドロキシ基）を2個以上持つものは，金属イオンをキレートしやすい．金属元素の種類や配位する水酸基の位置によって色調が異なるが，一般にキレート型では色調はわるい．ただし，なすや黒豆は例外で，なすを漬ける場合や黒豆を煮るときには，ミョウバンや鉄くぎを加えると色が鮮やかになり安定する．これは，それぞれナスニンやクリサンテミンなどのアントシアニンが，鉄イオンをキレートすることにより，安定化するためと考えられている．

e. テアフラビン（theaflavin）

　紅茶の赤い色は，茶葉のカテキン類がポリフェノールオキシダーゼにより，酸化・重合したテアフラビン類によるものである（**図 3A-10**）（第4章 B.②d. 褐変に関与する酵素，p.124 参照）．テアフラビン類は七員環と六員環の縮合構造（ベンゾトロポロン環）を有し，

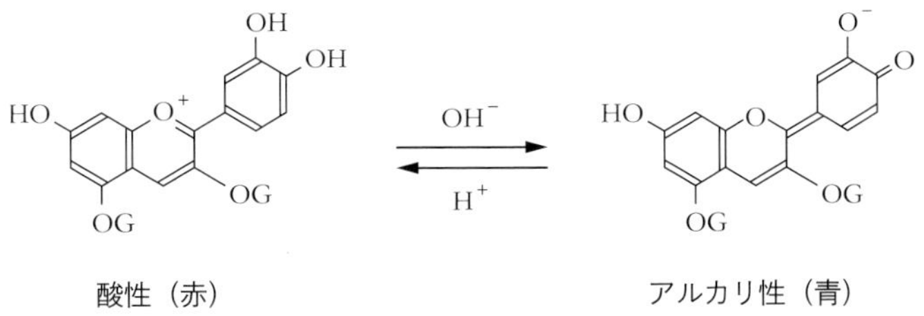

図 3A-9　pH によるシアニンの化学構造変化

G はグルコースを示す．pH により二重結合の位置が変化している．

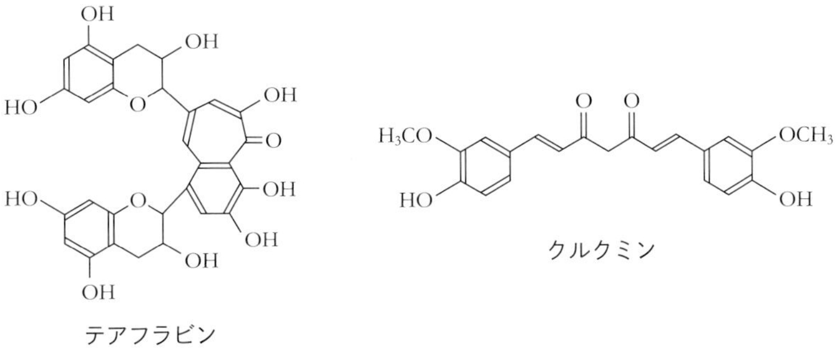

テアフラビン

クルクミン

図 3A-10　テアフラビンとクルクミンの化学構造

これが赤い色の発色団と考えられている．

f.　クルクミン（curcumin）

　ショウガ科うこんの色素成分であるクルクミン（**図 3A-10**）は，熱に安定で黄色を呈する．カレー粉の黄色は，うこんを原料とした香辛料ターメリック（turmeric）に含まれるクルクミンに由来する．摂取後体内で二重結合が還元され，無色のテトラヒドロクルクミン（tetrahydrocurcumin）などに変化する．生理機能が注目されている成分の 1 つである．

❷ 動物性色素

a.　ヘム（heme）色素

　ヘム色素は，クロロフィルと同じポルフィリン系色素である．4 個のピロールからなるポルフィリン環の中心に鉄イオン（Fe^{2+}）が存在し，ポルフィリン環の 4 個の窒素と中心の鉄イオンは配位結合している（**図 3A-11**）．畜肉，魚肉のミオグロビン（myoglobin）や，血液のヘモグロビン（hemoglobin）などは，ヘムとたんぱく質が結合したヘムたんぱく質である．ヘムはポルフィリン環の上下にそれぞれ第 5 番目と第 6 番目の配位結合座を持ち，ヘムたんぱく質では第 5 座をヒスチジン残基のイミダゾール環が占めることが多い．ヘモグロビンやミオグロビンの場合は残る第 6 座に酸素分子が配位し，酸素の輸送に関与している．

　ヘムは，鉄イオンの酸化状態によって 2 価（Fe^{2+}）のフェロヘム（ferroheme）と，3

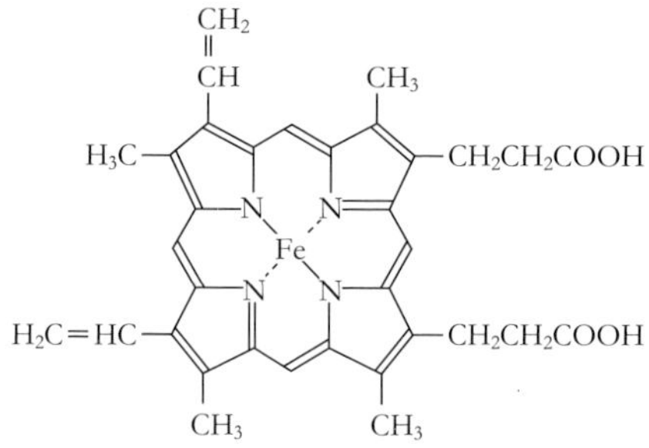

ヘム b（プロトヘム）

図 3A-11 ヘムの化学構造

価（Fe^{3+}）のフェリヘムに区別できる．ヘモグロビンはフェロヘムで，鉄イオンが酸化されてフェリヘムになったものをメトヘモグロビン（methohemoglobin）という．同じくミオグロビンもフェロヘムで，フェリヘムを**メトミオグロビン**（methomyoglobin）という．

　生肉を空気にさらすと切口が鮮赤色を呈する．この現象を**ブルーミング**（blooming）という．これは，還元型のミオグロビン（暗赤色）の第6座に酸素分子が結合して，オキシミオグロビン（oxymyoglobin）となるためである．この場合，鉄イオンは2価のままである．長時間空気中の酸素分子にさらされると鉄イオンは3価（Fe^{3+}）に酸化され，褐色のメトミオグロビンになる．加熱するとたんぱく質部分のグロビンの変性も起こり，変性メトミオグロビンが生成する．切り離された色素部分をメトミオクロモーゲン（met-myochromogen）といい，加熱肉の灰褐色の本体である．生肉を亜硝酸塩で塩漬すると，ミオグロビンのヘムは亜硝酸塩から発生した一酸化窒素（NO）と結合し，ニトロソミオグロビン（nitrosomyoglobin）になる．ハムやソーセージの鮮やかな赤色はニトロソミオグロビンに由来する（第4章 A. ③食肉加工品における亜硝酸塩の反応，p.117 参照）．

b. カロテノイド

　動物はカロテノイドを生合成できないので，動物性食品中のカロテノイドは飼料やプランクトンなどの植物成分に由来している．たとえば卵黄の黄色はβ-カロテンやキサントフィル類のルテイン（lutein）で，どちらもとうもろこしなどの飼料由来である．

　生のえびやかにの色素はキサントフィル類のアスタキサンチン（astaxanthin）であるが，たんぱく質と結合しているため灰黒色を呈している（**図 3A-12**）．加熱によりたんぱく質部分が変性して離れると，アスタキサンチン本来の赤色が現れる．加熱を続けると酸化されてアスタシン（astacin）になるが，これも赤色を呈する．アスタキサンチンは，えびやかにを餌とするさけやますに移行し，その肉色の発現にも寄与している．

c. メラニン（melanin）

　メラニンとは，チロシンなどのフェノール類の酸化反応やカップリング反応によって重合した，褐色ないし黒色の色素である．いかやたこの「すみ」の色はメラニンに由来している．

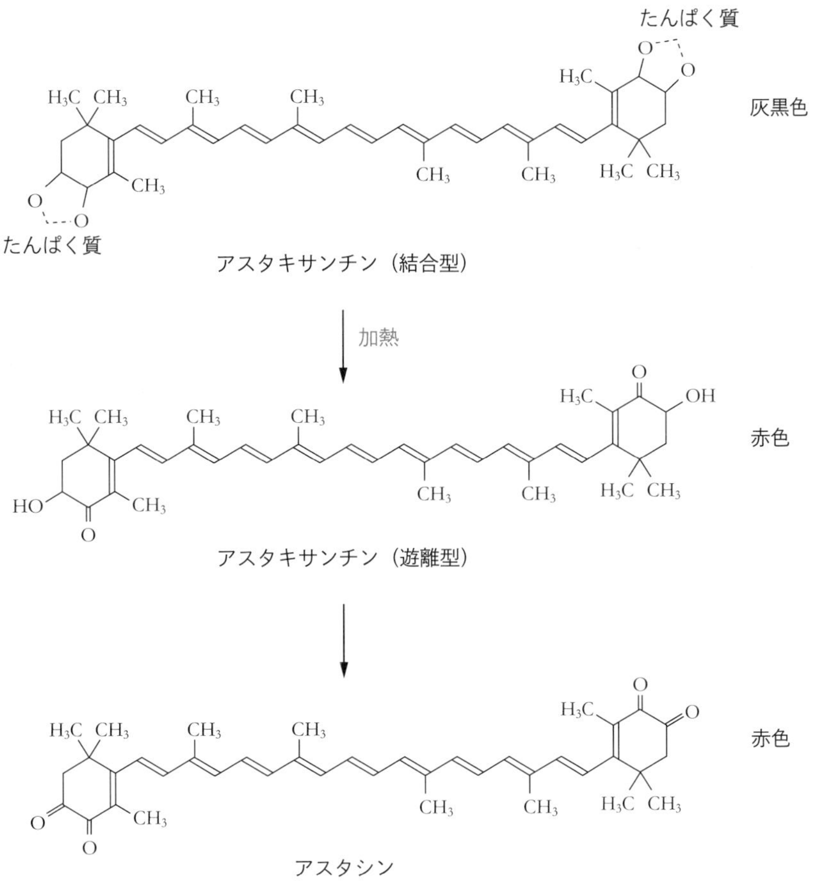

図 3A-12　アスタキサンチンの加熱による変色機構

❸ アミノカルボニル反応（メイラード反応）で生成する色素

　　食品は加熱や貯蔵の過程で着色することがあり，それはその食品に含まれている特定成分の分解反応や，複数の成分間の反応で生成する色素に由来することが多い．特に，褐色色素が生成する**褐変反応**（browning reaction）と呼ばれる一連の反応がよくみられる．なお，単独で褐色を示す色素は少なく，複数の色素の混合物として考えられる．褐変反応は，ポリフェノールオキシダーゼなどの酵素が関与する酵素的褐変反応と，酵素が関与しない非酵素的褐変反応に分類される．さらに後者には，糖単独で起こる**カラメル化反応**や，還元糖とアミノ基を有する物質間で起こる**アミノカルボニル反応**（メイラード反応）などがある．

　　アミノカルボニル反応が顕著にみられるのは，しょうゆ製造においてである．しょうゆではその発酵過程において，デンプンの加水分解物である高濃度の還元糖（ブドウ糖）とたんぱく質の加水分解物である高濃度のアミノ酸が反応する．特に還元糖のアルデヒド基（カルボニル基）とアミノ酸のアミノ基は反応しやすく，シッフ塩基の生成の後にアマドリ転位を起こし，多数の色素が生成すると考えられている（第4章 A.❶アミノカルボニル反応，p.113 参照）．

練 習 問 題

（1）植物性食品の色素に関する記述である．正しいのはどれか．1 つ選べ．

① トマトの赤色はリコピンと呼ばれるカロテノイドでビタミン A 効力を持つ．

② すいかの赤色はアントシアニンの一種で pH 変化によりその色調が大きく変化する．

③ カレー粉の黄色はとうがらし由来のクルクミンと呼ばれる色素である．

④ 紅茶の赤色は緑茶の緑色成分が酵素的に酸化して生成したものである．

⑤ 梅干しに使われる「紫色のしその葉」に含まれる色素はシソニンと呼ばれ，アントシアニン系色素の 1 つである．

（2）動物性食品に含まれる色素に関する記述である．正しいのはどれか．1 つ選べ．

① 生肉を空気にさらすと切口が鮮赤色を呈する．これは還元型のミオグロビンが酸化されてメトミオグロビンに変化したためである．

② 生肉を亜硝酸塩で塩漬すると，ヘムは一酸化窒素を結合し，ニトロソミオグロビンになる．

③ えびやかににはアントシアニン系色素のアスタキサンチンが含まれ，加熱によりたんぱく質がはずれて本来の赤色を呈する．

④ 卵黄の黄色は，主として飼料から移行したフラボノイド系色素である．

⑤ いかやたこの「すみ」の黒色はメイラード反応によって生成したメラニンに由来している．

B　味の成分

❶ 味の感覚

　食品の味には，ヒトの味覚の五味（甘・酸・塩・苦・旨）を満たす基本的な味のほかに，これを補助する味がある．

　　基本味：甘味，酸味，塩味，苦味，うま味

　　補助味：辛味，渋味，えぐ味

　味の感覚，すなわち味覚は，主に舌の表面にある乳頭に分布する味蕾（みらい）という味受容体を通して認識される（**図3B-1**）．だ液によって溶解された味覚物質は，味蕾上部の味孔を通過し，味細胞膜に吸着される．その結果，味細胞（味覚受容体細胞）に電位変化が生じ，これが味神経に電気的インパルスを発生させる原因となる．この電気的信号が最終的に大脳の味覚中枢に伝達され，味覚が認識される．

　基本味と区別される辛味の味覚受容は，舌表面や口腔内の痛覚を刺激して知覚する物理的刺激によるところが大きい．また，渋味は主に口腔内粘膜の収斂（しゅうれん）作用によって引き起こされる物理的刺激によると考えられる．

　味に対する感受性は，個人，年齢，性別，生理状態などの差によって異なる．また，摂取する食品の温度や形態によっても影響を受けやすい．甘味は体温付近で最も感受性が高い．

a．味の閾値

　味覚物質の味の強さを定量的に表す指標として，味の閾値（いきち）という考え方がある．これには，刺激閾値（味覚刺激を感知できる味覚物質の最低濃度）と弁別閾値（感覚刺激の強さを増したとき，それを感知できる最小の値）がある．基本味の中で，甘味の閾値は最も大きく，それに次いで塩味やうま味の閾値は小さくなる．一方，酸味や苦味の閾値は一般に小さく，硫酸キニーネのようにその値がきわめて小さいものもある．

b．味覚物質の相互作用

　食品に2種類以上の味覚物質が混在すると，相互作用を示す場合がある．

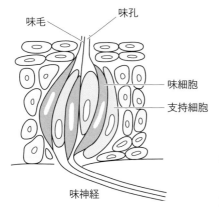

味毛　味孔

味細胞

支持細胞

味神経

図 3B-1　味蕾の構造

［武藤　浩ほか：解剖生理学―講義と実習，
第2版，南江堂，p.142，1994 より引用］

①**相乗効果**：グルタミン酸ナトリウムにイノシン酸ナトリウムなどの核酸系の呈味物質を加えると，うま味は相乗的に高まる．

②**対比効果**：スクロース（ショ糖）に少量の食塩を添加すると，甘味は強くなる（例：しるこ）．甘味は少量の酸味物質や苦味物質によっても増強される．また，うま味も少量の食塩によって増強される（例：吸い物）．

③**相殺効果**：味の異なる呈味物質が共存し，一方の味が他方の味で弱められる現象をいう．呈味物質の共存比率によっては，両方の味がともに弱められる場合もある．漬物の塩味は乳酸によって弱められる．コーヒーの苦味やレモンの酸味は，砂糖の添加によって低下する．豆みそなどの発酵食品中に生成するペプチドやアミノ酸は，魚肉・畜肉などの生臭みを捕捉し（**マスキング効果**：素材由来の好ましくない風味や加工中に生成するオフフレーバーを抑える効果），肉本来の風味を生かす．

④**味覚変革現象**（**変調現象**）：西アフリカ原産のミラクルフルーツと呼ばれる果実を食べた後に，酸味を持つものを口にすると甘く感じる．これは，この果実中に含まれる**ミラクリン**という糖たんぱく質に起因するが，このように味覚受容体そのものの機能を変えることによって，ある物質の味を本来の味とは異なる味に変革する物質を**味覚変革物質**という．一方，インド産の植物の葉に含まれる**ギムネマ酸**（トリテルペン配糖体）は，甘味物質に対する感受性のみを選択的に抑制する味覚変革物質として知られる（腸管からの糖の吸収を遅らせ，血糖値の急激な上昇を抑制する作用を持つ）．

❷ 味覚成分

a. 甘味物質

1）糖類およびその誘導体

スクロース（ショ糖）は最も一般的な甘味物質であり，その甘味は温度の影響を受けず一定であるので，種々の甘味物質の甘味度（**表 3B-1**）を比較する場合の指標となる．

グルコース（ブドウ糖）や**フルクトース**（果糖）などの還元糖には α 型と β 型が存在し，その甘味度は異なる．また，糖溶液においてはその液温によって，α 型と β 型の含有比は異なる（特にフルクトースにおいて顕著である）．たとえば，市販の果糖の結晶は β 型で，α 型の約3倍の甘味度を持つ．この結晶を水に溶かすと，一部は α 型へ移行し，甘味は低下する．また，液温が低いほど β 型の占める比率が大きくなり，甘味は強くなる（『食品学 II』第6章甘味料・調味料・香辛料・嗜好飲料，図 6A-1 を参照）．フルクトースを多く含む果物を冷やして食べると甘味が増すのはこの理由による．一方，市販の結晶グルコースは α 型で，水に溶かすと一部が β 型へ移行し，甘味は低下する．

糖アルコール（ソルビトール，マルチトール）は，通常糖を還元して得られる．低カロリーであり，血糖値を上昇させないので，糖尿病患者用の甘味料としても利用される．

異性化糖は，グルコースの約半量を異性化酵素によりフルクトースに変えたもので，スクロースに匹敵する甘味度を持ち，より安価である．

グルコオリゴ糖，**フラクトオリゴ糖**，**パラチノース**などは，特殊な生理機能を持つ甘味料として，特定保健用食品などに利用される．

表 3B-1 糖類およびその誘導体の甘味度

糖	甘味度[*]	所在，製法（生理作用）など
D-フルクトース	120 〜 150	
β-D-フルクトース	180	果物，はちみつ
α-D-フルクトース	60	
D-グルコース	60 〜 70	
α-D-グルコース	74	果物，はちみつ，デンプンの加水分解
β-D-グルコース	50	
α-D-ガラクトース	32	ラクトースやスタキオースの構成糖
β-D-ガラクトース	21	
D-キシロース	40	キシランの加水分解
D-マルトース	40	麦芽，水あめ
スクロース（ショ糖）	100	かんしょ，てんさい
D-ラクトース	20 〜 30	母乳，牛乳
トレハロース	45	きのこ，酵母，えび，デンプンを原料とした酵素法により製造
ラフィノース	23	だいず
ソルビトール	60	グルコースの還元（低カロリー甘味料）
マルチトール	80	マルトースの還元（低カロリー甘味料，血糖値上昇抑制）
キシリトール	100	キシロースの還元（非う蝕性，低カロリー甘味料）
エリスリトール	75	グルコースの酵母発酵（非う蝕性，ノンカロリー）
ラクチトール	34	乳糖の還元（非う蝕性，低カロリー甘味料）
異性化糖	90 〜 120	グルコースにグルコースイソメラーゼ処理
グルコオリゴ糖	50	カップリングシュガー（非う蝕性）
フラクトオリゴ糖	50 〜 60	ネオシュガー（整腸作用，ビフィズス菌増殖促進）
パラチノース	42	イソマルチュロース（非う蝕性）
ガラクトオリゴ糖	30 〜 40	乳糖にβ-ガラクトシダーゼ処理（ビフィズス菌増殖促進）

[*] スクロース（ショ糖）の甘味度を 100 とする.

2）その他

　アミノ酸系甘味物質として，ある種の D 型アミノ酸，**アスパルテーム**[*]（ジペプチド），ソーマチンやモネリン（たんぱく質）が知られている.

　そのほか，**ステビオシド**（ステビアの葉），**グリチルリチン**（甘草の根），レバウディオシド A（ステビアの葉），フィロズルチン（甘茶の葉），ペリラルチン（青じその葉）などが天然の甘味物質として有名である.

b．酸味物質

　酸味は，酸味物質が水に溶解して解離する水素イオン H^+（実際には H_3O^+）の刺激によって引き起こされる味覚である．その味覚は陰イオンの種類によって微妙に異なり，食品の味に影響を及ぼす．酸味物質は果実，発酵乳，漬物，清酒などに含まれるが，酸味料として食品に添加される場合もある．**酢酸**（食酢），乳酸（発酵乳，漬物），**クエン酸**（レモン），**コハク酸**（清酒，貝），リンゴ酸（りんご，もも），酒石酸（ぶどう）などの有機酸のほか，清涼飲料に利用される**リン酸**，炭酸などの無機酸がある.

---

[*] アスパルテームは L-アスパラギン酸と L-フェニルアラニンからなるジペプチドのメチルエステル体である．スクロースの 100 〜 200 倍の甘味度を持ち，味質もスクロースに似ている．熱に対して不安定なので，加熱食品には使用できない.

c. 塩味物質

　塩味物質は塩化ナトリウム，塩化カリウム，塩化アンモニウムなどの無機塩と，リンゴ酸ナトリウム，グルコン酸ナトリウムなどの有機塩に大別される．塩味は，これらの塩類が水に溶解して生じる陰イオンによって主に支配されるが，陽イオンも味質に微妙な影響を及ぼす．

　塩化ナトリウムは最も好まれる塩味を呈する．**塩化カリウム**は塩化ナトリウムに最もよく似た塩味を示し，食塩の代替品として幅広く使用され，スポーツドリンクなどに利用される（カリウム・ナトリウムバランス）．この塩は多少苦味をともなう．**リンゴ酸ナトリウム**は，たらこ，塩辛，いくらの塩味の低減と低塩化の目的で使用される．**グルコン酸ナトリウム**，**グルコン酸カリウム**は苦味や渋味も少なく種々の加工特性を持ち，みそ，しょうゆ，かまぼこ，パンなどに使用される．グルコン酸はビフィズス菌増殖作用を有する．

d. 苦味物質

　一般に，苦味は好ましい味とされない．しかし，茶，チョコレート，ビールなどの適度の苦味は，食品に「味のしまり」を付与し，その食品の持つ味覚的特徴となる．食品に含まれる代表的な苦味物質を**表3B-2**に示す．

e. うま味物質

　食品中に存在するうま味物質には，アミノ酸，ペプチド，ヌクレオチド，有機酸などがある．

1）アミノ酸，ペプチド

　アミノ酸はその種類により，うま味，甘味，苦味，酸味，塩味を呈し，個々のアミノ酸は固有の味パターンを持っている．こんぶのうま味成分として有名な**グルタミン酸の1ナトリウム塩**（MSG）は，調味料として広く利用される．グルタミン酸のエチルアミドである**テアニン**は，玉露や緑茶のうま味物質である．ある種のきのこには，**トリコロミン酸***（ハエトリシメジ）や**イボテン酸***（イボテングタケ）のような強いうま味を示す特殊なアミノ酸が含有される．

　みそ，しょうゆ，納豆，チーズなどのうま味は，原料たんぱく質の酵素加水分解物であるアミノ酸（グルタミン酸，アスパラギン酸）やペプチドに起因する．

2）ヌクレオチド

　かつお節や肉類のうま味成分は**5′-イノシン酸**（IMP）であり，しいたけのうま味成分は**5′-グアニル酸**（GMP）である．いずれもMSGと相乗効果を示す．これらの核酸系うま味物質は，プリン塩基を持つヌクレオシドのリボース残基の5位に1個のリン酸が結合したものである．

3）その他

　二枚貝や清酒のうま味は**コハク酸**，いかやたこのうま味は**ベタイン**に起因する．

---

*これらは殺ハエ成分として単離された成分であり，弱い毒性を示す．調味料としての利用はできない．

表 3B-2　食品中の代表的な苦味物質

物質名	化学構造	所　在	備　考
カフェイン	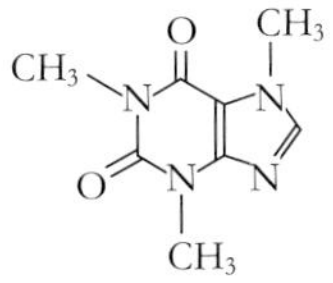	緑茶, 紅茶, コーヒー	神経を興奮させる作用を示す
テオブロミン	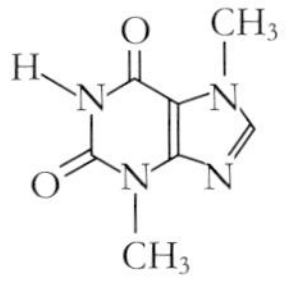	ココア, チョコレート	神経を興奮させる作用を示す
フムロン	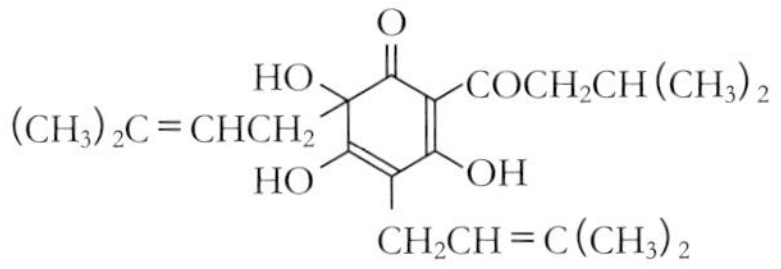	ビール（ホップ）	熱処理により異性化したイソフムロンが苦味と抗菌性を示す
ナリンギン	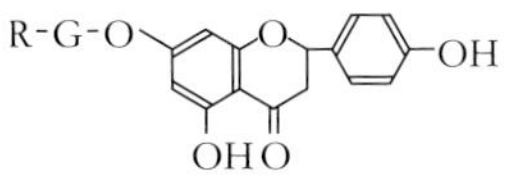 R-G-O	なつみかん　かんきつ類（果皮）	ナリンギナーゼにより苦味除去
リモニン	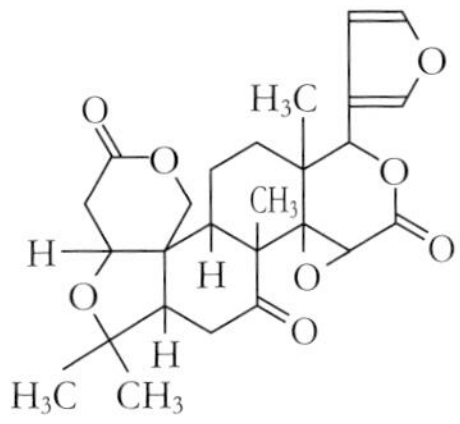	グレープフルーツ　かんきつ類（種子）	搾汁直後の果汁では苦味はあまり感じられないが, 加熱加工や貯蔵により, 苦味が強くなる
ククルビタシン A	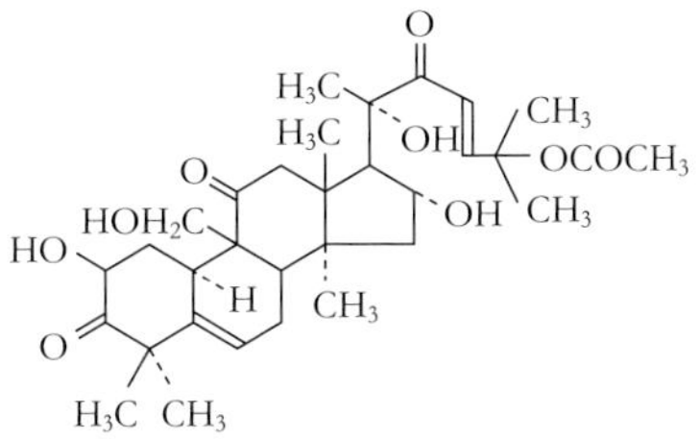	きゅうり, うり類	頭部, 皮部に多い　濃緑色のものに多い　熱に対して安定
苦味ペプチド	〔-Pro -Phe -Pro -Gly -Pro - Ile -Pro -〕部分構造　〔-Try -Phe -Leu -〕部分構造	チーズ　豆みそ, しょうゆ	カゼインの酵素加水分解物（分子量 3,400 以下）　大豆たんぱく質の酵素加水分解物

R：ラムノース，G：グルコース

f. 辛味物質

　辛味物質は，香辛料やアブラナ科，ユリ科ネギ属などの植物に含まれている．食品中の主な辛味物質は 2 群に大別できる（表 3B-3）.

　第 1 群は，辛味物質自体が食品中に含有される場合で，**カプサイシン**や**ピペリン**などのアミド類，**ジンゲロン**，**ショウガオール**などのバニリルケトン類がここに分類される．

　第 2 群は，辛味物質の前駆体が食品中に含まれ，二次的に辛味物質を生成する場合である．わさびや黒からしに含まれる**シニグリン**という配糖体は，すりおろしたり，水と練り

表 3B-3 食品中の代表的な辛味物質

物質名	化学構造	所在	備　考
アミド類			
カプサイシン	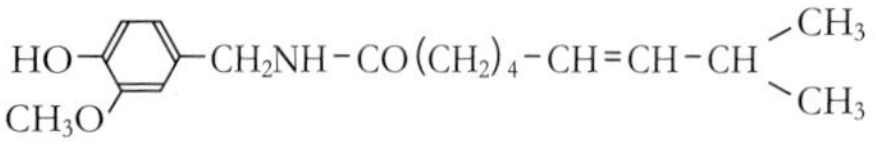 HO–／CH₃O–⟨⟩–CH₂NH–CO(CH₂)₄–CH=CH–CH⟨CH₃／CH₃	とうがらし	アドレナリンの分泌・脂質代謝の亢進（強い）
ピペリン	⟨O–O環⟩–C(H)=C(H)–C(H)=C(H)–CO–N⟨ピペリジン⟩	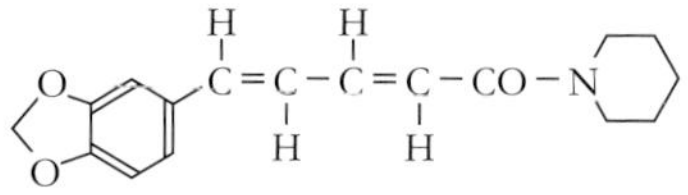 こしょう	アドレナリンの分泌・脂質代謝の亢進（弱い）
チャビシン	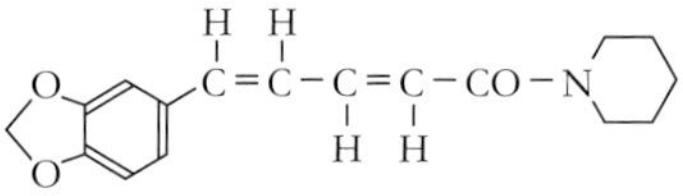 ⟨O–O環⟩–C(H)=C(H)–C(H)=C(H)–CO–N⟨ピペリジン⟩	こしょう	
サンショオール	CH=CH–CH₂–CH₂–CH=CH–CH₂–CH₂–CH₃／CH=CH–CO–NH–CH₂–CH⟨CH₃／CH₃	さんしょう	
バニリルケトン類			
ジンゲロン	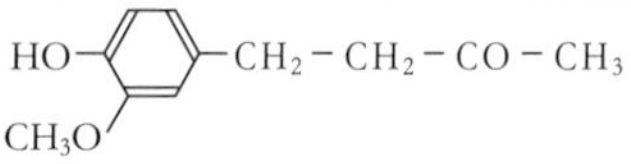 HO–／CH₃O–⟨⟩–CH₂–CH₂–CO–CH₃	しょうが	抗酸化作用　アドレナリンの分泌・脂質代謝の亢進（弱い）
ショウガオール	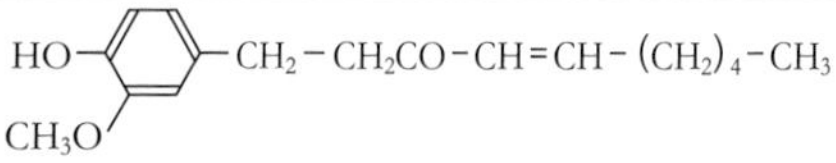 HO–／CH₃O–⟨⟩–CH₂–CH₂CO–CH=CH–(CH₂)₄–CH₃	しょうが	抗酸化作用
イソチオシアネート類			
アリルイソチオシアネート	CH₂=CH–CH₂–N=C=S	わさび,黒からし	辛味の前駆体シニグリンにミロシナーゼ作用
p-ヒドロキシベンジルイソチオシアネート	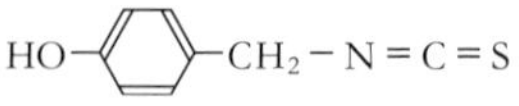 HO–⟨⟩–CH₂–N=C=S	白からし	シナルビンが前駆体
4-メチルチオ-3-ブテニルイソチオシアネート	H／CH₃–S⟩C=C⟨／H⟩CH₂–CH₂–N=C=S	だいこん	4-メチルチオ-3-ブテニルグルコシノレートが前駆体

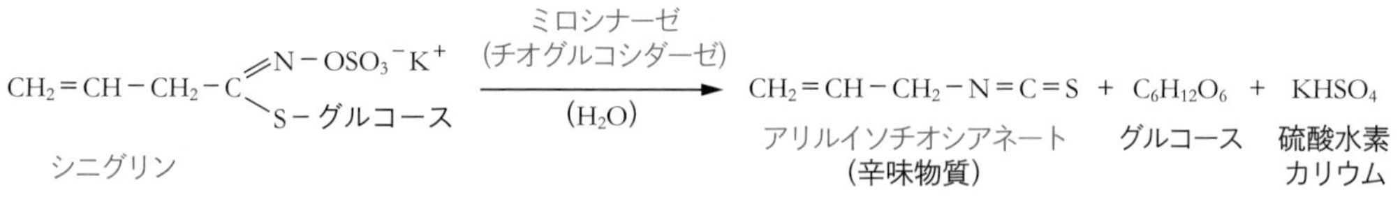

（左欄：1群＝アミド類・バニリルケトン類，2群＝イソチオシアネート類）

$$CH_2=CH-CH_2-C \underset{S-グルコース}{\overset{N-OSO_3^-K^+}{}} \xrightarrow[(H_2O)]{\substack{ミロシナーゼ \\ (チオグルコシダーゼ)}} CH_2=CH-CH_2-N=C=S \ + \ C_6H_{12}O_6 \ + \ KHSO_4$$

シニグリン　　　　　　　　　　　　　　　　　　アリルイソチオシアネート　　グルコース　硫酸水素
　　　　　　　　　　　　　　　　　　　　　　　　　（辛味物質）　　　　　　　　　　　　　カリウム

図 3B-2 わさび，黒からしより辛味物質の生成

合わせることにより，共存する**ミロシナーゼ**（チオグルコシダーゼ）の働きで**アリルイソ
チオシアネート**という辛味物質を生成する（**図 3B-2**）.

g. 渋味物質

　　食品中に含まれるポリフェノール類は，特に舌粘膜のたんぱく質と結合し，これを変性・
凝固させて渋味を呈する場合が多い. 苦味と同様に好ましい味とされないが，茶，赤ワイ

ン，コーヒーなどにおいては，適度の渋味が食味上大切な役割を果たしている.

茶中の**カテキン類**（**エピガロカテキンガレート**，**エピカテキンガレート**，**プロアントシアニジン**），ワイン中の**タンニン類**（**プロアントシアニジン**），渋がき中の**シブオール**（水溶性タンニン），コーヒー中の**クロロゲン酸**などが代表的な渋味物質である.

h. えぐ味物質

苦味と渋味を持ち合わせた不快な味をえぐ味という. たけのこ，さといも，山菜などのいわゆる「灰汁（あく）」の味である. たけのこのえぐ味の主成分は，**ホモゲンチジン酸**であり，チロシンの酸化により生成する. したがって，古いたけのこのえぐ味はより強い. 米ぬかや米のとぎ汁でゆでると，えぐ味物質はデンプンコロイドに吸着される. **シュウ酸**は，ほうれんそうやたけのこのえぐ味物質である.

そのほか，タンニン類，シュウ酸カルシウム，アルカロイド，無機塩もえぐ味に関与する.

練 習 問 題

(1) 食品の味に関する記述である. 正しいのはどれか. 1つ選べ.
① あずき餡（あん）に少量の塩を加えると，相殺効果により餡の甘味が増す.
② フルクトース（果糖）を含む果物は，冷やして食べるとα-フルクトースの占める割合が多くなり，より甘く感じる.
③ 塩化カリウムは食塩に似た塩味を呈し，ナトリウムの排泄作用などの機能を持つため，スポーツドリンクなどに使用されている.
④ しいたけには5′-イノシン酸が，肉類には5′-グアニル酸がうま味成分として含まれている.
⑤ こしょうおよび黒からしの辛味物質は，共存する酵素の作用で二次的に生成する.
(2) 味覚成分とその呈味性および含有食品に関する組み合わせである. 正しいのはどれか. 1つ選べ.
① ステビオシド ── 甘味─甘草
② コハク酸 ── 酸味 ── ヨーグルト
③ トレハロース ── 甘味 ── しいたけ
④ ピペリン ── 苦味 ── こしょう
⑤ ナリンギン ── 渋味 ── なつみかん

C 香りの成分

❶ 匂いの感覚

　匂いの感覚，すなわち嗅覚はヒトの鼻腔の天井部にある**嗅上皮**（嗅粘膜）を通して受容される．嗅上皮は匂いを感じる嗅細胞と，それを取り囲む支持細胞から構成されている．嗅細胞の先端には嗅小胞が，そしてさらには嗅線毛が鼻腔内に突出しており，ここに匂いの受容体が存在する．嗅上皮は全体が粘液でおおわれた状態となっている（**図3C-1**）．

　匂いを示す揮発性物質が鼻腔内に入ると，その一部は嗅上皮表面の粘液に溶け込み，嗅線毛に到達し受容体に結合する．その結果，嗅細胞に電気的インパルスが発生し，この信号が最終的に大脳の嗅覚中枢へと伝達され，匂いを感知する．

　匂いを感じさせる物質は，一般にカルボニル基，水酸基（ヒドロキシ基），エステル基などの官能基や不飽和結合を有する構造を持ち，分子量も300以下の低分子であり，ある程度の揮発性を必要とする．

a. 食品の香り

　一般に“よいにおい”には「香り・芳香」（aroma）が，“わるいにおい”には「臭み」（odor）が，そして両者のにおいを含めたものとして「匂い」（smell）という言葉が用いられている．食品として好まれる匂いは，「食品の香り」とか，「食品の香気」と表現される．

　食品の香りは，通常数十から数百種類もの香気物質が混ざり合った状態であり，これらの物質の成分パターンや含有比率によって個々の食品の特徴的な香りが形成される．一方，ある種の食品については，一種類の香気物質がその食品の特徴的な香りに大いに寄与している場合もある．乾しいたけを水戻しした際に生成するレンチオニンは，この一例であり，ほかのきのこにはない香気を呈する．このような特異的な香気物質は，食品の香りの**キーコンパウンド**（key compound）と呼ばれる．

　一般に香気物質の**匂いの閾値**は化合物によって大差があるが，味覚物質の閾値よりかなり小さい．グレープフルーツ中の1-p-メンテン-8-チオールの閾値は$0.02\,\mathrm{ng/L}$（水中）である．この化合物は香料として使用されている．

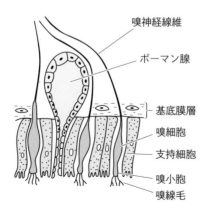

図 3C-1 嗅上皮の構造
［武藤　浩ほか：解剖生理学―講義と実習，
第2版，南江堂，p.143，1994より引用］

b. 食品の風味（フレーバー）

　食品の匂いは直接に鼻だけから感じるわけではない．バターを口に含むと，適度の塩味ととろりと溶ける独特の舌触り，そして口腔内から鼻腔に抜ける甘い香りを感じる．これらの総合的な感覚が，バターの食品としての官能特性であり，バターの風味（フレーバー）でもある．すなわち，風味とは，匂いや味と舌触りなどのテクスチャーを包括した感覚である．風味は食品の価値を評価したり，「おいしさ」を判断する指標となる．

❷ 植物性食品の香り

a. 果実類

　果実は色とともに，香りが珍重される食品である．多くの果物においては，**エステル類**が主要な香気物質であり，フルーティな香りを形成する．一方，かんきつ類中には**テルペン類**が多く，さわやかな香りを付与する．また，ももではラクトン類がこの果実の香気を特徴付けている．そのほか，アルコール類やアルデヒド類も果実の香りに関与している．主な果実の香気物質およびキーコンパウンドを**表 3C-1** に示す．

　果実中のエステル類は，成熟とともに生合成されて増加する．バナナにおいては，追熟中に多くのエステル類が酵素的に生合成される．

b. 野菜類

　野菜の香気物質としては**アルコール類，アルデヒド類，含硫化合物，テルペン類**がある（**表 3C-2**）．

　アルデヒド類やアルコール類は，緑色野菜の青臭さの原因となることもある．これらの物質は，成長期にある植物中のリノール酸やα-リノレン酸などの不飽和脂肪酸が，リポ

表 3C-1 果実中の主な香気物質

果実名	香気物質	備考
みかん	リモネン，シトロネラール，テルピネオール，ピネン	精油の 70％はリモネン
グレープフルーツ	リモネン，ミルセン，ヌートカトン，シトロネラール	
レモン	リモネン，シトロネラール，ピネン，シトラール	
りんご	イソアミルアルコール，酢酸イソアミル，2-メチル酪酸エチル	未熟果ではヘキサナールが多く，青臭い
ぶどう	アンスラニル酸メチル（コンコルド種），酢酸プロピル，酪酸エステル，クロトン酸エステル	品種により香りが異なる
な　し	2,4-デカジエン酸エチルおよびメチル（バートレット種），ギ酸イソアミル，酢酸イソアミル	
も　も	γ-デカラクトン，δ-デカラクトン，γ-ウンデカラクトン，ベンズアルデヒド	ウンデカラクトンは着香料
すいか	β-オキシプロピオン酸アルデヒド，アセトン	
いちご	酢酸エステル，酪酸エステル，カプロン酸エステル，ヘキセナール，フラネオール	
バナナ	酢酸エチル，酢酸アミル，酢酸イソアミル，オイゲノール	
パインアップル	酢酸エチル，酪酸エチル，イソ吉草酸エチル，イソカプロン酸エチル，フラネオール	揮発成分は夏期に多い

色文字は果実香気のキーコンパウンドを示す．

表 3C-2 野菜中の主な香気物質

果実名	香 気 物 質	備 考
きゅうり	トランス-2-シス-6-ノナジエノール（きゅうりアルコール）	
	トランス-2-シス-6-ノナジエナール（菫葉アルデヒド）	きゅうりの香気物質
すいか	β-ヒドロキシプロピオン酸アルデヒド	
トマト	2-イソブチルチアゾール	一次香気物質
ピーマン	2-イソブチル-3-メトキシピラジン	
青じそ	ペリルアルデヒド，ピネン，リモネン	
キャベツ	シス-3-ヘキセノール（青葉アルコール）	⎱青臭さ
	トランス-2-ヘキセナール（青葉アルデヒド）	⎰
	3-インドリルメチルイソチオシアネート	辛味物質
	ジメチルジスルフィド	加熱したキャベツ臭
クレソン	β-フェニルエチルイソチオシアネート	
パセリ	アピオール，ピネン	
セロリー	3-ブチルフタリド，セダノリド	
たまねぎ	ジプロピルジスルフィド	たまねぎ臭・辛味物質
	チオプロパナール-S-オキシド	催涙性因子
ね ぎ	ジプロピルジスルフィド	
にんにく	アリシン（ジアリルチオスルフィネート）	抗菌性，ビタミンB$_1$と結合してアリチアミン
	ジアリルジスルフィド	にんにく臭・辛味物質
だいこん	トランス-4-メチルチオ-3-ブテニルイソチオシアネート	二次香気物質，辛味物質
	メチルメルカプタン	
	ジメチルジスルフィド	
わさび	アリルイソチオシアネート	二次香気物質，辛味物質
はっか	メントール	

色文字は野菜香気のキーコンパウンドを示す.

キシゲナーゼ（lipoxygenase）*の作用により，正常な代謝過程で生成した酸化分解物であり，新鮮野菜の特徴的な香りとしても重要である．これらの香気物質は，野菜の組織を破壊すると同様の酵素作用によりさらに生成される．トマト，キャベツ，きゅうりなどを切ると，青臭さや新鮮野菜の香気「緑の香り（green note）」が増すのはこの理由による.

[**トマト，キャベツ：13-リポキシゲナーゼ**]

リノール酸 → **ヘキサナール**（青臭さ） → ヘキサノール（甘い香り）

α-リノレン酸 → トランス-2-ヘキセナール（青葉アルデヒド）

↘ シス-3-ヘキセノール（青葉アルコール）

[**きゅうり：9-リポキシゲナーゼ**]

リノール酸 → トランス-2-ノネナール（青臭さ） → トランス-2-ノネノール

α-リノレン酸 → トランス-2-シス-6-ノナジエナール（菫葉アルデヒド**）

→ トランス-2-シス-6-ノナジエノール（きゅうりアルコール）

含硫化合物の多くは，食品中に含まれる不揮発性の前駆体が組織の破壊とともに共存する酵素作用の働きで生成する，二次的な香気物質である．また，この香気物質が，さらに

---

* リノール酸，α-リノレン酸などの不飽和脂肪酸に分子状酸素を付加して，過酸化物（ヒドロペルオキシド）を生成する酵素で，動植物に広く分布する．大豆リポキシゲナーゼは，豆乳の青臭さの原因となる物質（n-ヘキサナール）を生成する.

** きゅうり香気

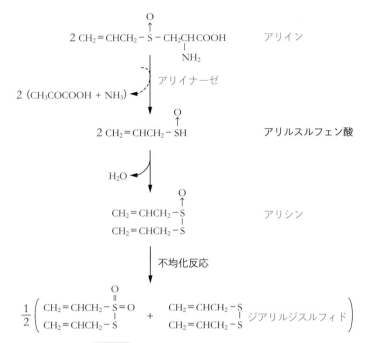

図 3C-2　にんにくの匂いの生成機構

別の香気物質を形成する場合もある．にんにく中の**アリイン**は，**アリイナーゼ**の作用により**アリシン***という匂い物質を二次的に生成する．この物質は，さらに，にんにく臭のキーコンパウンドである**ジアリルジスルフィド**に変化する（**図 3C-2**）．たまねぎの主要な匂い物質である**ジプロピルジスルフィド**や，催涙性因子である**チオプロパナール-S-オキシド**も，組織の破壊とともに二次的に生成する．

　また，アブラナ科植物において二次的に生成する**イソチオシアネート類**（**表 3B-3**, p.104 参照）は，辛味物質であるとともに香気物質でもある．だいこんより生成する**トランス-4-メチルチオ-3-ブテニルイソチオシアネート**は，だいこんおろし特有の刺激的な香気物質でもある．しかし，だいこんおろしを長時間放置すると，この香気物質は分解され，メチルメルカプタンやジメチルジスルフィドなどの低分子硫黄化合物を生成し，官能的に，いわゆる「気の抜けたおろし」となる．

c. その他

　乾しいたけの香りには，**レンチオニン**という 1 分子中に 5 個の硫黄原子を含む化合物が関与する．この物質は，乾しいたけを水戻しした場合，前駆体である**レンチニン酸**より酵素的に誘導される．まつたけの香気物質として，**1-オクテン-3-オール**（マツタケオール）と**ケイヒ酸メチル**が知られている．

　生鮮香気とは異なるが，食品を長期間貯蔵している間に，何らかの理由で「食品として好ましくない匂い」が生成される場合がある．この異臭を**オフフレーバー**（オフオーダー）

---

*アリシンはビタミン B_1（チオール型チアミン）と容易に反応して，難溶性のアリチアミンを生成する．このチアミン誘導体の腸管吸収率は，ビタミン B_1 より高くなる．また，血液中での滞留時間も長く，ビタミン B_1 効果を持続させることができる．

という．特に，脂質含量の多い食品に認められる現象で，主に不飽和脂肪酸の自動酸化によって生成するアルデヒド類が原因である場合が多い．古米や古い米ぬかに生成する *n*-ペンタナールや *n*-ヘキサナール，だいずの「戻り臭」として知られるシス-3-ヘキセナールは，ともにオフフレーバーの原因物質である．

❸ 動物性食品の匂い

a．魚介類

　新鮮な魚介類には魚臭は認められないが，鮮度低下とともに「生臭み」が生じる．生臭みの主な原因物質はアミン類である．魚臭はこのアミン類のほかに，魚油の分解産物である低級脂肪酸やカルボニル化合物，含硫化合物などで構成される．

　海水魚の生臭みの主な原因物質は**トリメチルアミン**であり，魚体中のトリメチルアミンオキシドより細菌類の還元酵素によって生成される．また，たら類では，トリメチルアミンオキシドが分解されてジメチルアミンを生成する．えいやさめ類には尿素が多く含まれ，アンモニア臭も同時に生成される．他方，淡水魚の生臭みは，リシンから生成する**ピペリジン**や，さらにこの物質より生じる *δ*-アミノバレラールや *δ*-アミノ吉草酸に由来する．

b．乳および乳製品

　生乳の香りはケトン類，アルデヒド類，低級脂肪酸，含硫化合物などで構成される．日常飲用する市販乳の香りは，加熱によるフレーバーが生乳に加わったものである．市販乳の特徴的な香気物質である**ジメチルジスルフィド**は，生乳中の *S*-メチルメチオニンスルフォニウム塩から生成したものであり，乳製品においても重要な香りを付与している．また，*δ*-デカラクトンは乳脂肪に由来する特徴的な香気物質である．

　乳製品の特徴的な香りには，まず，原料として牛乳のどの成分・画分を利用したかという点の影響が大きい．生クリームを原料として使用すれば，親油性の高い香気物質が多く含まれる製品となる．逆に，脱脂乳画分を用いれば，親水性の香気物質を多く含有することになる．

　他方，加工時における新たな香気物質の生成も，乳製品の香りに影響を及ぼす．酪酸などの低級脂肪酸は，微生物の産生するリパーゼの働きで生成される．発酵バターの特徴的なフレーバーである**ジアセチル**や**アセトイン**も，微生物の作用により生成したものである．そのほか，加熱反応や自動酸化にともなう香りの生成もある．

❹ 食品の加熱香気

　食品を調理・加工の目的で加熱すると，好ましい香りを生じる場合がある．この芳香を一般に加熱香気と呼び，加熱臭と区別する．加熱香気生成の1つに**カラメル化反応**（糖類の高温加熱による褐色化反応で，カラメル香と呼ばれる甘い香りを付与する）がある．また，通常の食品や加工材料などの加熱時において，糖とアミノ酸（ペプチド，たんぱく質を含む）による**アミノカルボニル反応**（第4章 A.❶アミノカルボニル反応，p.113 参照）の中間産物であるオソン，3-デオキシオソンなどの *α*-ジカルボニル化合物は，*α*-アミノ

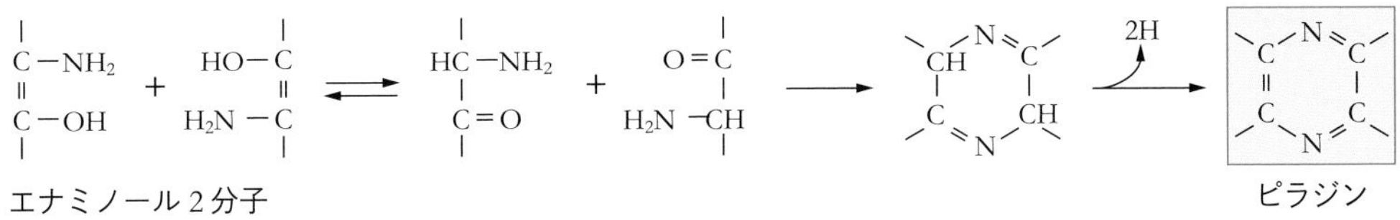

図 3C-3 エナミノール 2 分子の縮合反応によるピラジン類の生成

酸と反応すると，アルデヒド類とアミノレダクトン類を生成する（**ストレッカー分解**）．

　α-アミノ酸は，酸化的脱炭酸反応を受けてもとのアミノ酸より炭素数が 1 つ少ないアルデヒド類（低分子揮発性化合物）となる．生成するアルデヒド類は，反応に関与するアミノ酸の種類によって異なり，フェニルアラニンからはフェニルアセトアルデヒド（ヒアシンス様花香），メチオニンからはメチオナール（みそ・しょうゆ様香気）が生成する．一方，アミノレダクトン類は，さらに 2 分子が脱水縮合，環化し，種々のピラジン類を生成する（**図 3C-3**）．ピラジン類は，アミノカルボニル反応の後期段階で生成し，コーヒー豆の焙煎時の芳香やパンなどの焼成時の香気として重要である．

練習問題

(1) 食品の匂いに関する記述である．正しいのはどれか．1 つ選べ．
　① 果実類の香気は，エステル類によるところが大きいが，かんきつ類においては，テルペン類が関与する．
　② 加熱香気中に含まれる各種ピラジンは，アミノカルボニル反応の初期段階で生成する．
　③ 豆乳の青臭さは，だいず中の不飽和脂肪酸が β-グルコシダーゼの作用を受けて生成する．
　④ 乾しいたけの香気成分であるレンチオニンは，熱湯に浸けたほうが多く生成する．
　⑤ 鮮度低下にともないリシンから生成するピペリジンは，海水魚の悪臭となる．
(2) 香気物質とその含有食品に関する記述である．正しいのはどれか．2 つ選べ．
　① シトラール ── レモン
　② アンスラニル酸メチル ── バナナ
　③ ジアリルジスルフィド ── にんにく
　④ 1-オクテン-3-オール ── しいたけ
　⑤ ジアセチル ── コーヒー豆

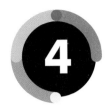

4 食品成分の反応

A 化学的変化

　食品を加工・調理したり保存したりするときに，食品に含まれるさまざまな成分間で化学反応が生じる．褐変とはこのような反応の結果として食品が褐色に変わる現象であり，食品中で起こる褐変には，反応の初期段階で酵素が関与する**酵素的褐変**と，酵素が関与せず食品成分の相互作用によって起こる**非酵素的褐変**がある．

　本項では，非酵素的褐変であるアミノカルボニル反応と，カラメル化反応および食肉加工品における亜硝酸塩の反応について述べる．

❶ アミノカルボニル反応

　非酵素的褐変反応である**アミノカルボニル反応**（amino carbonyl reaction）は，最初にこの反応を見いだしたフランスの医師・化学者のメイラード（Maillard, 1878-1936）にちなんで，**メイラード反応**（または**マイヤール反応**）（Maillard reaction）とも呼ばれる．

　アミノカルボニル反応は，食品を高温での調理・加工を行う際に，アミノ化合物とカルボニル化合物との間で起こる化学反応であり，一連の反応により，食品に褐変と風味の変化をもたらす．

　アミノ化合物とは，分子内にアミノ基を有する化合物で，特にアミノ酸，ペプチド，たんぱく質，脂肪族アミン，芳香族アミン類などが褐変に関与する．アミノ酸の中で特に反応性が高いのは，グリシンと，リシンの ε-アミノ基である．また，カルボニル化合物はカルボニル基を有する化合物で，還元性を示す単糖，二糖類やオリゴ糖類，多糖類の還元末端や，脂肪酸から生じるアルデヒド化合物，アスコルビン酸などのレダクトン類などが代表的な化合物である．

a. 反応機構

　アミノカルボニル反応は，初めの段階でアミノ基のカルボニル基への付加反応で始まり，複雑な過程を経て最終生成物である褐変物質の**メラノイジン**（melanoidin）が生成する．

　アミノカルボニル反応の過程と反応生成物については，多くの研究者により解明されてきたが，1953 年にホッジ（Hodge）が報告した内容に基づき，アミノカルボニル反応による反応物の生成は，**初期段階**（initial stage），**中期段階**（intermediate stage），**終期段階**

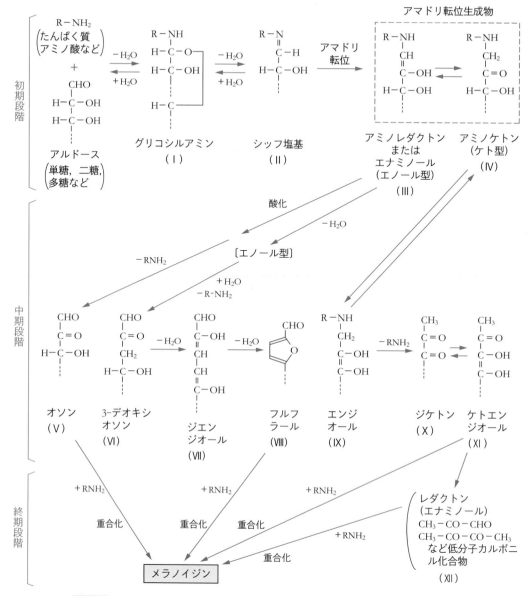

図 4A-1 アミノカルボニル反応による褐変物質（メラノイジン）生成過程
構造式の下の名称は原子団，官能基の名称であり，次に誘導体と付ければ化合物の一般的呼称となる．

（final stage）の 3 つの段階に分類される．アミノ化合物とカルボニル化合物からメラノイ
ジンが生成するまでの過程を**図 4A-1** にまとめた．

1）初期段階

　アミノ化合物とカルボニル化合物から，中性または酸性条件下における縮合反応によっ
てグリコシルアミン（窒素配糖体）（Ⅰ）が生成し，次いで脱水反応により**シッフ塩基**（Schiff
base）（Ⅱ）が生成する．この 2 つの物質は不安定で，水溶液中では平衡化している．次に，
シッフ塩基の二重結合が転位（アマドリ転位）し，安定的な化合物であるアミノレダクト
ン（エナミノール）（Ⅲ），アミノケトン（Ⅳ）といった**アマドリ転位生成物**（Amadori

rearrangement product）が生成する.

2）中期段階

アマドリ転位生成物から，酸化，脱水，脱アミノ反応によりα-ジカルボニル化合物などを生成する. アミノレダクトン（エナミノール）とエンジアミンは容易に酸化され加水分解されるとオソン（Ⅴ）になる. また，アミノレダクトンが脱水し 3-デオキシオソン（Ⅵ）が生成する. オソンや 3-デオキシオソンからは，ジエンジオール（Ⅶ），フルフラール（Ⅷ）誘導体を生成する.

一方，アミノケトン（Ⅳ）から生成したエンジオール（Ⅸ）は，ジケトン（Ⅹ）を経てケトエンジオール（Ⅺ）となる. ケトエンジオールは，直接褐変物質に変化したり，低分子カルボニル化合物（Ⅻ）を生成する. どの段階を経て終期段階に至るかは，pH などの条件の違いによって決まる.

3）終期段階

中期段階で生成したオソン類やフルフラールなどは反応性が高いため，アミノ化合物との間で縮合反応や重合反応が起こることにより，高分子の褐変物質であるメラノイジンが生成する.

4）ストレッカー分解（Strecker degradation）

中期段階で生成したα-ジカルボニル化合物とα-アミノ酸が反応すると，炭酸ガス，α-アミノ酸より炭素数が 1 つ少ないアルデヒドおよびアミノレダクトンが生成する. 次に，アミノレダクトンが縮合してピラジン類を生成する. アルデヒド類やピラジン類は，食品を加熱した場合に生じる好ましい香りに関連した重要な香気成分である（第 3 章 C.④食品の加熱香気，p.110 参照）.

b．反応条件

アミノカルボニル反応に関わる因子として，温度，水分含量，pH，酸素，金属イオンなどがあげられる.

1）温　度

一般の化学反応と同様に，温度が高いほど反応は速く進む. 10℃の温度上昇で褐変速度は 3 ～ 5 倍程度速くなる. パン・焼き菓子などの焼成，炒め物，揚げ物，焙煎などの加工・調理方法において，100 ～ 250℃程度の温度では，高温になるに従い褐変しやすくなる. ただし，反応性の高い化合物が含まれる場合は，低い温度においても長い時間が経過する間に反応は進んでいく.

2）水分含量

溶液中よりも固形物で反応が起こりやすい. 水分含量 10 ～ 40 ％，水分活性（Aw）0.65 ～ 0.85 の中間水分食品で褐変反応が進みやすい.

3）pH

pH 3 前後で最も反応が遅く，pH 10 程度までは pH が高いほど褐変速度が速くなる.

4）金属イオン

鉄イオンや銅イオンは，レダクトン類の酸化を触媒することにより反応を促進する. たとえば，しょうゆが酸素と触れることにより起こる褐変はあまり好ましくないが，これはしょうゆに含まれる鉄イオンの存在により促進される.

表 4A-1 褐変が好ましい食品と好ましくない食品

褐変が好ましい食品	焼き菓子，コーヒー，クッキー，パン，みそ，しょうゆ
褐変が好ましくない食品	粉乳，乾燥卵，ホワイトチョコレート，凍り豆腐，オレンジ果汁，しょうゆ

c．加工・調理・保存により着色する例

　食品の褐変については，それが好ましい色調であり，一般的に見慣れている自然の色を有していれば，その食品固有の色として受け入れられる．一方で，褐変が好ましくない場合は，商品価値が下がる場合があるため，褐変を抑える条件を保つ必要が生じる．褐変が好ましい食品と好ましくない食品の例を**表 4A-1**に示した．焼き菓子は適度な褐変が好ましいが，焼き色については，使用する糖の種類やその配合割合を調節することで，望ましい色調にすることが可能である．

d．栄養成分の変化（たんぱく質の反応）

　アミノカルボニル反応を栄養学的にみる場合，たんぱく質の栄養価が問題となる場合がある．特に，たんぱく質を構成するリシン残基の ε-アミノ基と，ポリペプチド鎖のN末端アミノ酸のアミノ基はアミノカルボニル反応を起こしやすい．また，アルギニン残基やトリプトファン残基も反応に関与する．特に，リシンは主要穀類における第一制限アミノ酸となっているが，遊離アミノ基と糖の結合により必須アミノ酸である**有効性リシン**（available lysine）が減少し栄養価が低下する．また，たんぱく質の分子量が増大し不溶化してくるため，消化性の低下にもつながる．

　アミノカルボニル反応による有効性アミノ酸の減少・消失については，種々の食品をとっていれば問題ないが，食事内容が偏っている場合や，特殊な栄養管理がされている食事の場合は注意が必要である．

　褐変が好ましくない代表的な例である粉乳の褐変の主な要因は，乳糖とカゼインの間で起こるアミノカルボニル反応であると考えられる．

e．アミノカルボニル反応による生成物の生理機能と健康への影響

　アミノカルボニル反応の生成物の中で，メラノイジンに関しては，酸素ラジカルの捕捉，金属のキレートにより抗酸化活性を示すことや抗菌作用を示すなどの生理機能が報告されている．一方で，中間生成物の1つであるカルボキシメチルリシンが糖尿病や循環器疾患を促進したり，アミノカルボニル反応の副産物のアクリルアミドに発がん性が認められるとの報告がある（後述）．

f．生体内で起こるアミノカルボニル反応

　生体内で起こる糖化反応（**グリケーション** glycation）に関しては，ヘモグロビンA1c（HbA1c）が，血糖値の指標として糖尿病治療領域で応用されている．これは，赤血球のたんぱく質であるヘモグロビン（Hb）が，血液中のグルコースとアミノカルボニル反応を起こし，成人のHbの主成分であるHbA1 β 鎖N末端のバリンにグルコースが結合したものである．高血糖状態が続くと血液中のグルコースとHbが反応しやすくなるため，

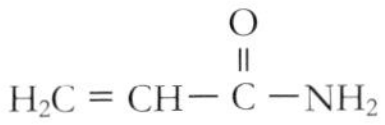

$$H_2C = CH - \overset{\overset{\textstyle O}{\|}}{C} - NH_2$$

図 4A-2 アクリルアミドの化学構造

糖尿病患者では HbA1c が高値を示す.

　また，生体内では α-ジカルボニル化合物，シッフ塩基，アマドリ転位生成物の分解などにより，**糖化最終産物**（advanced glycation end products, AGEs）が生成する. 生体内で起こるアミノカルボニル反応の産物である AGEs は難消化性のものが多く，老化現象や各種生活習慣病にも関与していることが近年明らかになりつつあり，食品，糖尿病以外の分野でも研究が継続されている.

g. アミノカルボニル反応の副産物

　炭水化物を多く含む食材を焼く，炒める，揚げるなど，高温での調理・加工工程を経て製造した食品に**アクリルアミド**（acrylamide）（**図 4A-2**）が含まれていることが，2002年にスウェーデンでの研究調査結果報告により明らかになった. 食品におけるアクリルアミドの生成は，アスパラギンと還元糖が高温（120 ℃以上）でアミノカルボニル反応を起こすことなどによると考えられている.

　アクリルアミドは，国際がん研究機関（International Agency for Research on Cancer, IARC）により，「ヒトに対する発がん性がおそらくある（Probably Carcinogenic）」（グループ 2A）に分類されている物質であり，アクリルアミドの生成を抑える調理・加工方法の開発が進められている. また，還元糖が生成しにくい難糖化性のジャガイモ品種の育成，栽培方法，適切な流通・貯蔵法の確立が試みられている. さらに，遺伝子組換え技術（『食品学Ⅱ』8章バイオ食品，参照）を利用して，アクリルアミドの生成に関連するアスパラギンを低減化した「アクリルアミド低減化ジャガイモ」の開発がアメリカ企業により行われ，国内でも安全性審査手続を経て厚生労働省より承認されている.

❷ カラメル化反応

　糖を単独で水とともに加熱するとカラメルが生成するが，この反応を**カラメル化反応**（caramelization）という. 高温で加熱した食品では，アミノカルボニル反応とともにカラメル化反応も起こる. カラメル化反応により，さまざまな揮発性成分と不揮発性成分が生成するが，揮発性成分としては，アルデヒド，ケトン，脂肪族アルコール，フラン化合物，芳香族化合物などが生成する. これらの成分の生成により，カラメル化反応が起こると特有の焙焼香が生ずるとともに，独特の苦みを有するようになる.

❸ 食肉加工品における亜硝酸塩の反応

　食肉の加工品であるハム，ソーセージ，ベーコンなどを製造する際に，硝酸塩，亜硝酸塩などが発色剤として使用される. これらの発色剤を用いた**塩漬**（**キュアリング** curing）

$$\text{KNO}_3 \xrightarrow{\text{微生物の還元作用}} \text{KNO}_2 \ + \ \text{H}_2\text{O}$$

硝酸カリウム　　　　　　　　　　　　　亜硝酸カリウム　　　水

図 4A-3 硝酸塩の還元反応

a　亜硝酸から一酸化窒素の生成反応

$$3\text{HNO}_2 \longrightarrow \text{HNO}_3 \ + \ \text{H}_2\text{O} \ + \ 2\text{NO}$$

亜硝酸　　　　　　　　　　　　　　　一酸化窒素

b　ニトロソミオグロビンの生成

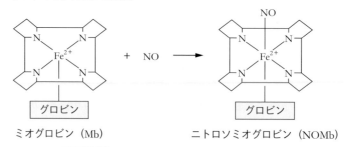

ミオグロビン（Mb）　　　　　　　ニトロソミオグロビン（NOMb）

図 4A-4 食肉加工品における発色機構
ポルフィリン環は簡略図.

は，食肉の色を安定化する目的のほかに，食中毒の原因菌でもあるボツリヌス菌の生育を抑制する防腐の働きもある．

a．発色剤

　発色剤としては，硝酸カリウム（KNO₃），硝酸ナトリウム（NaNO₃）などの硝酸塩，および亜硝酸ナトリウム（NaNO₂）が使用される．硝酸塩は，肉の中に存在する微生物によって還元され亜硝酸塩となり，発色作用を示す（**図 4A-3**）．

b．発色機構

　生肉には色素たんぱく質としてミオグロビンとヘモグロビンが含まれるが，食肉の発色に大きく関与するのはミオグロビンである．

　食肉に添加された，または硝酸塩が還元されて生じた亜硝酸塩は，発色助剤として添加されたアスコルビン酸塩や，肉中に蓄積した乳酸などにより遊離の亜硝酸（HNO₂）となる．続いて亜硝酸から一酸化窒素（NO）が生成し，還元型ミオグロビンと結合して鮮赤色のニトロソミオグロビンとなる（**図 4A-4**）．

　加熱によりニトロソミオグロビンはニトロソミオクロモーゲンとなり，加熱後も鮮やかな赤色が保たれる．豚肉を原料として作られるハム，ソーセージ，ベーコンなどは，ニトロソミオグロビンが生成した際に桃色にみえるが，その理由は，豚肉中のミオグロビン含量が牛肉よりも少ないためである．

　なお，塩漬した加工肉に亜硝酸塩が残留することにより，加熱調理時に色を保持するこ

とができる．食肉加工品（塩漬け肉）に亜硝酸塩がまったく残留していない，またはきわめて少ない場合は，加熱後に灰色に変化することがある．ただし，加工肉中における残存亜硝酸塩については，食品衛生法によって亜硝酸根として 70 ppm（1 kg に対して 0.07 g）以下であることが定められている．

c. 硝酸塩または亜硝酸塩の摂取量

　発色剤として使用された亜硝酸塩が食肉中のアミン類と反応して，発がん性を有する可能性のある N-ニトロソアミンが生成すると考えられる．ところが，加工肉に使用された亜硝酸塩からの摂取量よりも，野菜類に含まれる硝酸塩由来の亜硝酸塩からの摂取量のほうが多いことに留意する必要がある．野菜類に含まれる硝酸塩の由来は，土壌から吸収される硝酸塩が多い場合や，日光が十分に当たらず光合成が行われにくい場合に，硝酸塩が植物組織に蓄積されることによる．野菜類に含まれる硝酸塩含量は，種類や部位により異なるが，多い場合は硝酸根として 1,000 μg/g 以上含まれる場合がある．

練 習 問 題

（1）食品の非酵素的褐変に関する記述である．正しいのはどれか．1つ選べ．
　① アミノカルボニル反応は一般的に pH 3 前後で最も褐変速度が速い．
　② アミノカルボニル反応の終期段階でアマドリ転位生成物が生成する．
　③ アミノカルボニル反応は温度が高いほど進みやすい．
　④ アミノカルボニル反応は固形物よりも溶液中のほうが起こりやすい．
　⑤ 非酵素的褐変は，パン，しょうゆ，粉乳，凍り豆腐などほとんどの食品において好ましい変化である．

B　酵素的変化

❶　酵素と酵素反応

　酵素は，生体内で起こる化学反応を効率よく推し進める（触媒作用）ために，生体が産生するたんぱく質である．酵素の作用を受ける物質を基質（substrate）といい，生成物（product）および酵素（enzyme）とともにそれぞれをS，P，Eと略すと，一般に，

$$S+E \rightleftarrows ES \rightleftarrows EP \rightleftarrows E+P$$

と反応が進む．すなわち，酵素の触媒作用の第一段階では，基質は酵素の活性中心と呼ばれる部位に結合してES（酵素-基質）複合体を形成する．次に，基質は複合体上で生成物に変化し，生成物が複合体から解離して反応は完結する．一連の過程を通して酵素自体は変化しないため，酵素が少量であっても，多数の基質を効率よく生成物に変化させることができる．一般に，酵素と基質の相互作用の特異性（基質特異性）や，触媒する反応の特異性（反応特異性）は非常に高いため，特定の酵素は特定の基質に作用して，特定の生成物を生じさせる．

　化学結合の切断，および新たな化学結合の形成のために，基質は不安定な電子配置で自由エネルギーの高い状態（遷移状態）を経る必要がある．安定な電子配置で自由エネルギーの低い状態（基底状態）と，遷移状態の自由エネルギーの差を活性化エネルギーという．活性化エネルギーの大きい化学反応ほど，反応速度は遅い．酵素の活性中心は，遷移状態の基質がより安定化できるような構造を有している．そのため基質は，酵素に結合することで容易に遷移状態となりうる．さらに，酵素に遷移状態の基質が結合しているES複合体の自由エネルギーは，酵素と基底状態の基質が結合しているES複合体や，酵素と生成物が結合しているEP複合体の自由エネルギーよりも小さい．このことは，酵素に結合した基質はすみやかに遷移状態になることと，生成物はすみやかに酵素から解離することを表している．それらの結果として酵素は，その化学反応に必要な活性化エネルギーを低下させ，それにより反応速度は $10^5 \sim 10^{17}$ 倍にも増大する（図4B-1）.

　酵素の働きがいかに精妙でも，それが触媒する化学反応そのもののエネルギー的な関係

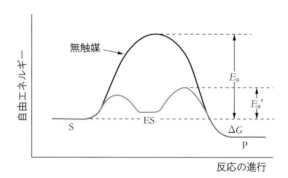

図 4B-1 酵素による触媒反応と，非触媒反応の比較

E_a：触媒非存在下の活性化エネルギー，E_a'：触媒存在下の活性化エネルギー

［島原健三：概説 生物化学，三共出版，p.99，1991 より引用］

（ΔG）を変えることはない．もし，酵素が正方向の反応 A → B の反応速度を 10^8 倍に加速するなら，逆方向の反応 B → A の反応速度も同様に 10^8 倍になる．正方向と逆方向の反応速度の比は A と B の濃度比だけで決まる．しかし，生体の細胞は平衡状態とはおよそかけ離れた化学系である．1 つの酵素が反応して生じた物質は，すぐに別の酵素の基質となって消費されるし，多くの酵素は ATP の加水分解反応（自由エネルギーは大きく負に変化する）と共役することで，反応を一方向に進みやすくしているからである．

酵素は，それが触媒する化学反応の様式によって 6 種類に大別される（**酸化還元酵素，転移酵素，加水分解酵素，付加脱離酵素，異性化酵素，連結酵素**）．また，多くの酵素はその活性発現のために**補因子**（金属イオン）や**補酵素**（ビタミン誘導体を始めとする低分子有機化合物）を必要とする．さらに酵素は，それが働く環境において最大の活性を発揮できるように設計されているため，個々の酵素には活性が最大となる pH や温度が存在する（**至適 pH，至適温度**）．しかし，酵素はたんぱく質であるため，高温や高圧，撹拌，凍結，超音波などの物理的要因，あるいは強酸や強塩基，有機溶媒，変性剤（尿素，ドデシル硫酸ナトリウム）などの化学的要因によってその高次構造は容易に破壊され（**たんぱく質の変性**），触媒作用を失う．

❷ 食品の品質に関与する酵素

食品に含まれる酵素の制御によっては，食品の品質が著しく劣化することがある．その食品にもともと含まれていた酵素による場合もあれば，外部から侵入した酵素が関与する場合もある．食品に繁殖した微生物の酵素作用による変質（腐敗・発酵）は，後者の例である．

生鮮食品を始めとする，各種食品の品質に影響を与える主な酵素を**表 4B-1** にまとめた．大部分の酵素は，加水分解酵素と酸化酵素であり，それらの酵素が関与する反応の制御が不十分な場合は，風味や外観の悪化，テクスチャーの変化，栄養価の低下などといった品質の劣化を招くことになる．したがって，生鮮食品を扱う場合には，加熱処理による酵素の不活化（**ブランチング**），pH の調整，阻害剤の添加，低温や凍結による反応速度の低減，脱水や乾燥，低酸素にすることにより基質と酸素の接触を妨げる，などの方法がとられる

表 4B-1 食品の品質に関与する主要な酵素

触媒作用	酵 素 名
色，香味の変化	クロロフィラーゼ（色の変化） ペルオキシダーゼ，ポリフェノールオキシダーゼ（褐変） アリイナーゼ，ミロシナーゼ（辛味，香気の生成）
味の変化	アミラーゼ，ホスホリラーゼ（炭水化物の分解） プロテアーゼ（たんぱく質の分解） リパーゼ（脂質の分解） リポキシゲナーゼ（脂質の酸化） デアミナーゼ，ヌクレオチダーゼ（核酸の分解）
テクスチャーの変化	ペクチンの分解や，リグニン化に関与する酵素
栄養素の変化	チアミナーゼ（ビタミン B_1 の分解） アスコルビン酸オキシダーゼ（ビタミン C の酸化）

ことがある.

　　以下に，食品の品質に影響を与える主要な酵素と食品の変化について略記する.

a. 糖質の分解に関与する酵素

　　アミラーゼは，デンプン（アミロース，アミロペクチン）を加水分解する酵素の総称である. デンプンの分解様式によってα-アミラーゼやβ-アミラーゼ，グルコアミラーゼ，枝切り酵素（アミロ-1,6-グルコシダーゼ，イソアミラーゼ，プルナラーゼ）に大別される（**表4B-2**）. たとえば，さつまいものデンプンは貯蔵中にβ-アミラーゼの作用でマルトース（麦芽糖）とデキストリンに分解される. β-アミラーゼは熱にかなり安定な酵素であるため，さつまいもの甘味は熱加工により増加する.

　　植物の細胞壁成分であるペクチン質は，α-1,4-ガラクツロピラノースの重合体で野菜や果実に広く存在し，その種類と割合が果実の物理的特性（硬さや軟らかさ）を制御している. 一般に，未熟果にはプロトペクチンが多く，成熟するにつれてペクチン，さらにペクチン酸へと変化する. さらに成熟が進むと**ペクチナーゼ**（ペクチン質分解酵素の総称）が合成され，その作用によりペクチンやペクチン酸は分解されて，果実は軟らかくなる. 動物の死後，その肝臓や筋肉に含まれるグリコーゲンは**ホスホリラーゼ**により加リン酸分解され，生じたグルコース-6-リン酸は解糖系の諸酵素によって代謝されて乳酸となる.

---

column｜世界で最初に商品化された遺伝子組換え作物

　　果実の成熟は，植物ホルモンの一種であるエチレンによって誘導される. エチレンに応答して発現する遺伝子群の中に，ポリガラクチュロナーゼ（ペクチン酸分解酵素）が存在する. 果実の鮮度維持，加工特性や輸送における歩留まりの向上を目的として，ポリガラクチュロナーゼの翻訳を阻害した遺伝子組換えトマト（フレーバー・セーバー）が，1994 年にアメリカで発売された. この品種は，従来の品種に比べてポリガラクチュロナーゼの量が少なく，果実はゆっくりと軟らかくなる.

　　しかし，エチレン作用阻害剤で処理することで従来の品種の日もちをよくさせる手法が確立されたことと，フレーバー・セーバーはあまりおいしいトマトではなかったことから，現在ではフレーバー・セーバーは生産されていない.

---

b. たんぱく質の分解に関与する酵素

　　プロテアーゼは，たんぱく質のペプチド結合の加水分解を触媒する酵素の総称である. 作用様式により，たんぱく質内部のペプチド結合を切断する**エンドペプチダーゼ**と，末端のペプチド結合に作用する**エキソペプチダーゼ**とに大別される. また，活性中心の構造上の特徴から，**セリンプロテアーゼ**，**酸性プロテアーゼ**（アスパラギン酸），**金属プロテアーゼ**，**システインプロテアーゼ**（チオール基）の 4 群に分類される（**表4B-3**）.

　　プロテアーゼはほぼすべての生体に存在し，オートファジー系やプロテアソーム系とともに，細胞内たんぱく質の代謝回転に関与している. 細胞死は，たんぱく質の合成を停止させる一方で生体膜の崩壊を引き起こし，それによりリソソームなどに隔離されていたプロテアーゼが漏出する. その結果，たんぱく質は分解されて遊離アミノ酸やペプチドが生

表 4B-2　アミラーゼの作用様式による分類

酵 素 名	分解様式	分 布
α-アミラーゼ	α-1,4 結合をランダムに加水分解する（α-1,6 結合には作用しない）	動物，植物，微生物に広く分布する
β-アミラーゼ	α-1,4 結合を，非還元末端からマルトース単位で加水分解していく その作用は α-1,6 結合の手前で停止し，限界デキストリンを与える	高等植物，特に麦芽やさつまいもに多く含まれる 細菌にも存在する
エキソ-1,4-α-グルコシダーゼ （グルコアミラーゼ）	非還元末端から，グルコース単位で加水分解していく（デンプンを完全に分解できる）	多くのカビや酵母，細菌に存在することが報告されている
枝切り酵素 　アミロ-1,6-グルコシダーゼ 　プルラナーゼ 　イソアミラーゼ	アミロペクチンやグリコーゲンの α-1,6 結合を加水分解する	植物や動物，酵母，細菌に見いだされる

表 4B-3　主なプロテアーゼとその特徴

酵 素	作用様式	活性中心	分 布
トリプシン キモトリプシン	エンド型	セリン	動物の膵臓
カテプシン D キモシン ペプシン	エンド型	アスパラギン酸	動物 仔牛の第 4 胃，カビ 動物の胃
カルボキシペプチダーゼ A ロイシンアミノペプチダーゼ	エキソ型	金属	動物 動物，植物，微生物
コラゲナーゼ	エンド型	金属	動物，微生物
アクチニジン パパイン フィカイン ブロメライン	エンド型	チオール基	キウイフルーツ パパイヤ いちじく パイナップル

じる．食品においては，構造たんぱく質の分解はテクスチャーの変化を，遊離アミノ酸やペプチドは苦味やうま味をもたらす．発酵や畜肉の熟成により食味が変化するのは，このためである．また，遊離アミノ酸やペプチドは各種の成分間反応にも関与し，色や香りの変化にも関係することになる．

c. 脂質の劣化に関与する酵素

　リポキシゲナーゼは，分子状酸素（O_2）を基質とする 2 原子酸素添加酵素である．本酵素は，脂質の主要な構成成分であるリノール酸やリノレン酸といったシス-シス-1,4-ペンタジエン構造を有する脂肪酸や，そのエステルに高い基質特異性を有し，9-および13-ヒドロペルオキシドを生成する（**図 4B-2**）．本酵素は多くの植物に存在するが，豆類やトマト，なすなどで活性が高い．ヒドロペルオキシドが分解して生じる種々の揮発性化合物が大豆製品の不快臭（ヘキサナールなど）や，野菜や果実の香気（ヘキセノール類，ヘキセナール類）となる．脂肪酸の酸化と香気成分の生成は，食品の保存や加工，調理の際に植物の組織や細胞が破壊されることにより促進する．それを防止するために，加熱処

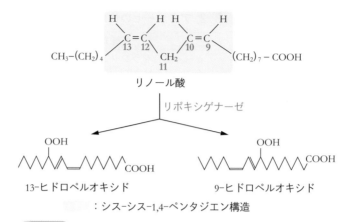

13-ヒドロペルオキシド　　　　　　　　　9-ヒドロペルオキシド

：シス-シス-1,4-ペンタジエン構造

図 4B-2 **リノール酸からのヒドロペルオキシドの生成反応**

理により酵素を不活化する（ブランチング），クエン酸などの添加により酸性化することで反応を抑制する，アスコルビン酸などの還元剤（抗酸化剤）を添加する，といった処理が行われている．

　リパーゼは，中性脂肪（トリアシルグリセロール，トリグリセリド）のエステル結合の加水分解を触媒する酵素である．それにより，ジアシルグリセロール（ジグリセリド）やモノアシルグリセロール（モノグリセリド），脂肪酸が生成する．炭素鎖の短い低級脂肪酸が生成した場合は，揮発性が高い上に特異な悪臭を有するため，食品のフレーバーは劣化することが多い．フレーバーの劣化に関与するリパーゼは内因性のものだけでなく，微生物などの外因性のものも多い．牛乳の酪酸（$CH_3(CH_2)_2COOH$）を主体とする酸敗臭は，微生物が産するリパーゼによることが多い．

d. 褐変に関与する酵素

　ポリフェノール類（フェノール性水酸基を持つ植物成分）を含む植物は，**ポリフェノールオキシダーゼ**（ポリフェノール酸化酵素，PPO）も含む．植物の組織や細胞が破壊されると両者が反応して，ポリフェノール類の酸化が起こる．りんごやじゃがいも，ごぼうやなすの皮をむいたり，切ったりして放置しておくと褐変が起こるが，これはポリフェノール類の酸化により生じたキノン類が重合して黒褐色のメラニン色素となるためである（**図4B-3**）．ポリフェノールオキシダーゼにはチロシナーゼやラッカーゼ，カテコラーゼなどがある．それらは，分子状酸素（O_2）の存在下で，チロシン（じゃがいも，マッシュルーム）やクロロゲン酸（さつまいも，ごぼう，なす，もも，りんご，西洋なし，コーヒー），カテキン類（やまのいも，もも，りんご）などの多くのポリフェノール類を酸化する．一般に，ポリフェノールオキシダーゼの作用がすみやかに進む基質の構造は，*o*-ジヒドロキシ構造(カテコール類)であると考えられている．メチル基置換誘導体(グアヤコール，フェルラ酸)は，ポリフェノールオキシダーゼの基質にならない．

　ポリフェノールオキシダーゼによる野菜や果実の褐変（酵素的褐変）は，生鮮食品の加工や保存において問題となる．この反応を抑制する方法として，水にさらして酵素を除く，ブランチングにより酵素を不活化する，亜硫酸塩や食塩などの酵素阻害剤や抗酸化剤を添

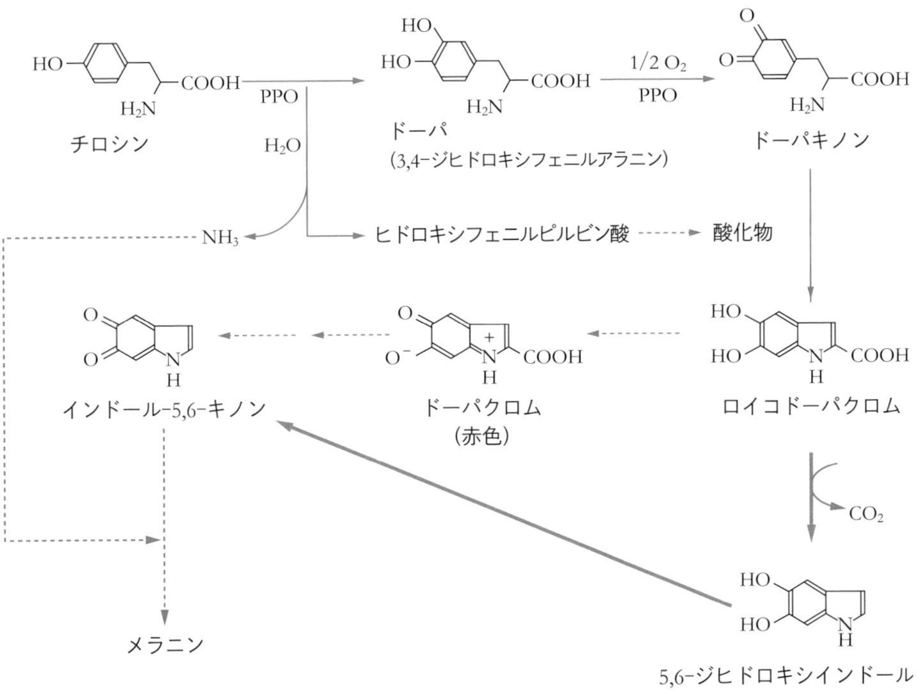

図 4B-3 **植物におけるチロシンからのメラニンの形成**
［竹内若子ほか：マッシュルーム由来のチロシナーゼによるチロシンの水酸化反応機構.
日本食品工業学会誌 **45**（7）：418，1998 より許諾を得て改変し転載］

加する，脱気したり pH を下げるといった方法があるが，褐変を完全に防止することはむ
ずかしい.

　食品において，褐変は好ましくない劣化反応であるが，逆にポリフェノールオキシダー
ゼの作用を積極的に利用した例として，紅茶の製造におけるカテキン類（エピカテキン，
エピガロカテキン）の酸化があげられる. 紅茶の製造では最初に，茶生葉を 15 ～ 20 時
間陰干ししてしなびさせた（萎凋）後に，よく揉む（揉捻）ことで組織・細胞を破壊する.
次にその茶葉を，約 25 ℃，湿度 90 % 以上の条件下で 30 ～ 90 分発酵させた後に，加熱
して乾燥させて仕上げる. ポリフェノールオキシダーゼの活性は萎凋中に増大し，加熱乾
燥まで持続する. それにより茶葉中のカテキン類がキノン型に変化し，それらが二量体化
することで赤色色素のテアフラビンとなる（第 3 章 A.① e. テアフラビン，p.94 参照）.

e. フレーバーの生成に関与する酵素

　酵素の作用によりフレーバーが変化することが，種々の食品で知られている. よく知ら
れている例として，たまねぎやにんにく，にらなどのねぎ類におけるフレーバーの生成が
ある. それらの組織や細胞を破壊すると酵素**アリイナーゼ**が 2 分子のアリインに作用して
アリシンとアミノアクリル酸を生じ，アミノアクリル酸はピルビン酸とアンモニアに分解
する. アリイナーゼの作用でできたチオスルフィネート類やスルフェン類などは比較的不
安定なため，第二次反応で分解され，さまざまな変化を経てねぎ類に特徴的なフレーバー
を生成するに至る. アリイナーゼは，ねぎ類の催涙物質であるチオプロパナール-S-オキ

シドや，しいたけの香気成分レンチオニンの生成にも関与する．

　酵素は，アブラナ科のからしやわさび，だいこんの辛味成分（イソチオシアネート類）の生成にも関与する．からしにはシナルビン，わさびにはシニグリンと呼ばれる配糖体成分が含まれているが，これらは辛味を示さない．しかし，組織や細胞が破壊されると，それらは酵素**ミロシナーゼ**により分解されて，辛味成分であるパラヒドロキシベンジルイソチオシアネート（からし）やアリルイソチオシアネート（わさび）となる．からしを練るときに温水を用いるのは，ミロシナーゼの触媒作用に好条件を与えるためである．

❸ 食品生産および加工への酵素の利用

　酵素は，食品工業を始め医薬，分析，繊維工業，生化学工業などの製造業において広く用いられている．酵素には，比較的高価であるという欠点があるものの，次のような利点がある．

　①基質特異性や反応特異性が高いため，食品のような多成分系においても不要な副反応を起こさない．

　②酵素は生体触媒であるため，温和な条件下（常温に近い温度，中性に近いpH，常圧に近い圧力）にて反応を進行させられる．そのため，食品の品質を損なわず，エネルギーコストも低い．

　③酵素を固定化することで，回収・再利用や連続操作が可能である．

食品の生産，および加工に用いられる主な酵素を**表4B-4**に示す．

表 4B-4 食品生産，および食品加工への酵素の利用例

酵　素	用　途	酵素作用
アミラーゼ	グルコースの製造（α-アミラーゼ，グルコアミラーゼ）	デンプン→液化→糖化
	マルトースの製造（α-アミラーゼ，β-アミラーゼ，イソアミラーゼ，プルラナーゼ）	デンプン→液化→マルトース
	マルトオリゴ糖の製造（マルトオリゴ糖生成酵素）	3～6個のグルコースがα-1,4グリコシド結合したマルトオリゴ糖を生成する
	水あめの製造（α-アミラーゼ，β-アミラーゼ）	デンプン→液化→糖化
	アルコールの製造（α-アミラーゼ，グルコアミラーゼ）	糖化，未分解デンプンの分解
	清酒，みりん用（α-アミラーゼ，グルコアミラーゼ）	麹の補強，糖化，四段掛けにおける糖化
	パン製造における粘度調節や，発酵の促進	デンプンの分解
シクロデキストリングリコシルトランスフェラーゼ（CGTase）	シクロデキストリン，およびカップリングシュガーの製造 半人工甘味料の製造	デンプンのα-1,4グリコシド結合を分解してグルコース6～8個からなる環化反応と，適当な糖の受容体とのカップリング反応を起こす
β-グルカナーゼ	ビールの製造	グルカンの分解による目詰まり防止
プロトペクチナーゼ	ペクチンの製造	みかんの果皮→ペクチン
ペクチナーゼ	果汁の清澄化	不溶性ペクチンの可溶化
メリビアーゼ（α-ガラクトシダーゼ）	製糖工程（収率の向上）	ラフィノース→スクロース+ガラクトース
β-ガラクトシダーゼ	乳製品中のラクトースの除去（晶析防止）	ラクトース→グルコース+ガラクトース
インベルターゼ	転化糖の製造，食品の糖の晶析防止	スクロース→グルコース+フルクトース
グルコースイソメラーゼ	果糖ブドウ糖液糖（異性化糖）の製造	グルコース⇆フルクトース（果糖）
グルコースオキシダーゼ	酸素の除去による食品の変敗防止	グルコース + O_2 + H_2O →グルコン酸 + H_2O_2（カタラーゼも併用する）
アントシアナーゼ	果汁の脱色	アントシアニンのβ-グリコシド結合を切断する
ナリンギナーゼ	かんきつ類の苦味除去（β-グルコシダーゼとの共同作用）	ナリンギン→プルニン→ナリンゲニン
ヘスペリジナーゼ	みかん缶詰の白濁防止	ポリフェノール類であるヘスペリジンのラムノース，グルコース間のα-1,6結合を切断
プロテアーゼ	チーズの製造（レンニン，微生物レンネット）	κ-カゼインの切断によるカゼインの凝固
	調味液，フィッシュソルブル，みそ，しょうゆの製造	たんぱく質を加水分解してアミノ酸含量を高めたり，麹の補助剤とする
	たんぱく質の改良（パパインによるプラステイン反応）	メチオニンなどを取り込んだペプチドの合成
	パン生地の伸展性の増強や，混捏時間の減少	小麦グルテンの分解
	調理，缶詰前の肉の軟化，自己消化の促進	たんぱく質の加水分解
	ビールの製造	冷却凝固物の沈殿防止
	清酒の製造	たんぱく質性沈殿（白ボケ）の沈降促進
リパーゼ	チーズフレーバーの改良	乳脂肪の加水分解による低級脂肪酸の生成
リポキシゲナーゼ	パンの風味改善	不飽和脂肪酸の酸化
ヌクレアーゼ P_1	うま味成分である 5′-ヌクレオチド（5′-IMP，5′-GMP）の製造	酵母RNAの加水分解（AMPデアミナーゼも併用する）
カタラーゼ	チーズの製造	牛乳の殺菌に用いた過酸化水素（H_2O_2）の除去

練習問題

(1) 酵素に関する組み合わせである．誤っているのはどれか．1つ選べ．

① ポリフェノールオキシダーゼ（酸化酵素）── 野菜や果実の褐変化に関与する．

② α-アミラーゼ（加水分解酵素）── α-1,4 グリコシド結合を無差別に切断する．

③ グルコースイソメラーゼ（異性化酵素）── 果糖の製造に用いられる．

④ キモシン（加水分解酵素）── 仔牛の膵臓に存在している．

⑤ パパイン（加水分解酵素）── 一般に，食肉の軟化に用いられる．

(2) 食品成分の酵素的変化に関する記述である．誤っているのはどれか．1つ選べ．

① 畜肉のうま味成分であるイノシン酸は，アデニル酸（AMP）に AMP デアミナーゼが作用して生成する．

② 仔牛の第4胃から得られるキモシンは，乳たんぱく質の κ-カゼインを限定加水分解することでカゼインミセルを破壊し，凝集させる．

③ 豆腐のだいず臭は，リポキシゲナーゼの作用で生成した脂肪酸ヒドロペルオキシドの分解産物であるアルデヒドに起因する．

④ だいこんの辛味は，からし油配糖体がアリイナーゼで分解されて生じたアリルイソチオシアネートによる．

⑤ さつまいもやごぼうの褐変化は，それらに含まれるクロロゲン酸がポリフェノールオキシダーゼにより酸化されることで起こる．

(3) 食品に関係の深い酵素に関する記述である．正しいのはどれか．1つ選べ．

① 紅茶の色素は，リポキシゲナーゼにより生成する．

② れんこんの褐変に関係するポリフェノールオキシダーゼは，酸性溶液中では作用しないが，食塩水中ではよく作用する．

③ デンプンに酵素を作用させてグルコース（ブドウ糖）に分解し，さらにグルコースイソメラーゼを働かせると甘味料である果糖ブドウ糖液糖（異性化糖）が得られる．

④ α-アミラーゼはデンプンの α-1,4 グリコシド結合を切断し，β-アミラーゼはセルロースの β-1,4 グリコシド結合を切断する．

⑤ だいこんをすりおろすと，ナリンギナーゼの働きにより辛味成分が生成する．

(4) 食品の加工とそれに関与する酵素の組み合わせである．誤っているのはどれか．1つ選べ．

① 麦芽糖（マルトース）の製造 ── β-アミラーゼ

② 無乳糖牛乳の製造 ── β-ガラクトシダーゼ（ラクターゼ）

③ 転化糖の製造 ── インベルターゼ

④ 果汁の清澄化 ── ナリンギナーゼ

⑤ 肉の軟化 ── プロテアーゼ

5 食品の物性

❶ 食品物性とテクスチャー

　本章の最初に食品物性，テクスチャーとはどのようなものかを述べる．

　食品物性という以上，食品の「物性」を意味するはずである．ただ，物性という用語は，食品の研究者や技術者間でいく通りかの意味で用いられているのが現状である．**物性**（physical properties）とは，本来，**物質のサイズや形状には依存せず，物質固有の性質を反映する物理量**（実測可能で物理的な意味が明確な量）を意味する．たとえば，密度（＝質量/体積）や比熱（単位質量の物体の温度を1℃上げるのに必要な熱量），熱伝導度，後述の粘度や弾性率などは物性である．一方，試料の長さやサイズ，質量や重量，体積，温度，圧力などは，物質の大きさに依存するか，物質特有の値でないので物性とはいわない．

　たとえばゼリーの場合，質量・重さ，体積，長さ，形，温度などは物性ではない．なぜなら，これらの量や特性は物質のサイズや形状に依存するなど，物質の持つ本来の物理的あるいは化学的特性のみを反映するものではないためである．一方，ゼリーの弾力の程度の指標である弾性率（後述）や密度は，大きさや形状にはよらず，物質固有の性質を反映するので物性である．スープについても，体積，温度などは物性ではないが，比熱（そのスープの温度を1℃上げるのに必要な熱量）やトロミの程度を表す粘度（後述）などは物性である．この意味での食品の物性には，物体の加熱速度や温度変化に関わる熱物性，物質移動に関わる拡散係数，電気物性，力学物性などがある．食品の製造や保存過程について理論的に考える場合，これらすべての物性が重要であり，食品工学や食品物理化学においてはさまざまな物性が扱われる．

　ただ，食品学（食品化学）において「食品物性」という場合（食品物性論などという本に関しても），物体にかかる力と変形の程度との関係を示す力学物性を意味することが多い．その場合，本来の意味における力学物性としては，後述の粘度や弾性率などがあげられる．しかし，食品物性論においては，歯ごたえや舌触りなど，後述のテクスチャーについても議論することが多く，食品の技術者の中には，テクスチャーも含めて物性という人もいる．たとえば，せんべいが「パリパリ」しているとか，つきたてのもちが歯に付きやすいなどの食感がテクスチャーだが，そうしたテクスチャーも含めて「食品物性」とする場合もある．食品会社などでは，手触りや色調などを物性と呼ぶ人もみかけるが，そうした特性は物理的に厳密な定義ができないので物性というのは正しくない．力学物性は物体にかかる力と変形の程度との関係を示す量なので，力学物性が「歯ごたえ」などの食感に与える影

響は大きい.

　食品には一次機能（栄養），二次機能（嗜好性），三次機能（生体調節機能）がある（第6章食品の機能性，p.145参照）．二次機能の嗜好性には食感が深く関わっていることから，力学物性は二次機能に関わる特性ともいえる．また，後述するが，嚥下困難者用の介護食を開発する上でも力学物性について考えることが重要である.

❷ コロイドの科学

　食品は多成分系で，ほとんどのものがコロイドと呼ばれる状態をとっている．食品の物性やテクスチャー，性質は成分組成と，その空間配置に大きく左右される．食品が独特の物性挙動を示すのは，高分子が分散したコロイドとなっていることが大きい．よって，食品の物性を理解するためには，コロイドに関しての知識が不可欠である．ここでは，コロイドに関する基本的事項について解説する.

a. コロイドとは

　物質が微細な粒子となって液体，気体，固体などに混合分散している状態を**コロイド**（colloid）といい，微粒子を**分散相**（dispersed phase）または分散質，微粒子が分散している液体，気体，固体を**分散媒**（dispersion medium）または連続相という（図5-1）．分散相の粒子の大きさは 10^{-9}（$1/10^9$）～ 10^{-7} m と原子やイオンの 10 ～ 1,000 倍程度で，これをコロイド粒子（colloidal particle）という．スクロース（ショ糖）や塩化ナトリウムの水溶液などの溶液（solution）では，溶質（solute, スクロースや塩化ナトリウム）が溶媒（solvent）と同程度の大きさであるのに対し，コロイド粒子はかなり大きい．コロイド粒子は必ずしも球形であるわけではなく，繊維状の高分子が分散していることもある．血液，インク，ペンキなどはコロイドであり，乳，ケチャップ，たんぱく質溶液を始め多くの食品もコロイドである.

　コロイド粒子は，普通の分子やイオンに比べてはるかに大きいため，次のような性質あるいは現象を示す.

1）ブラウン運動（Brownian motion）

　コロイド粒子が分散媒の粒子にランダムに衝突されることによってジグザグ運動をする現象のことである．植物学者のブラウン（R. Brown）が，顕微鏡下で水中に浮遊する花粉粒が不規則な永久運動をすることを発見したことから名付けられた現象で，分子運動の証拠ともされる.

2）半透性（semipermeability）

　コロイド粒子は，ろ紙を通過することはできるが，セロハンや膀胱膜などの半透膜（semipermeable membrane）を通過することはできない．この性質を用いて，電解質を含

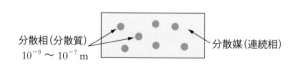

分散相（分散質）
10^{-9} ～ 10^{-7} m
分散媒（連続相）

図5-1　コロイドの分散相と分散媒

むたんぱく質溶液などを精製することができ，その操作を**透析**（dialysis）という．

3) チンダル現象（Tyndall phenomenon）

デンプンの水溶液などのコロイド溶液に横から光を当てると，光の通っている部分が白く見え光路がわかるが，この現象を**チンダル現象**という．これは，コロイド粒子が大きいので光が散乱されるためである．

4) 電気泳動（electrophoresis）

コロイド粒子は正負いずれかに帯電していることが多いので，直流電圧をかけると，コロイド粒子が一方の極に移動することが観察される．この現象を**電気泳動**といい，たんぱく質の精製などに用いられる．

b. コロイドの種類

一口にコロイドといってもさまざまな種類があり，そのためその分類法や定義もいろいろで，食品は多成分の複合系のため，どの分類に属すかの判断がむずかしいこともある．分散媒と分散相の種類によるコロイドの分類を**表5-1**に示す．原理的にコロイドには，分散媒と分散相がともに気体以外のすべての組み合わせが考えられる．気体に液体あるいは固体が分散したコロイドはエアロゾル（aerosol）と呼ばれ，煙がその例である．分散媒が液体または固体で，分散相が気体のコロイドを泡沫（foam）という．この場合，個々の「気泡」は bubble と呼ぶ．

分散媒が液体の泡沫には，ソフトクリームやビールの泡などがあり，分散媒が固体の泡沫としてはカステラやビスケットなどがある．分散媒が液体のコロイドのうち，分散相が液体のものを**乳濁液**（**エマルション** emulsion），固体のものを**懸濁液**（**サスペンション** suspension）という．食品には，このエマルションまたはサスペンションに属するものが多く，さまざまな物理化学的な取り扱いがされている．エマルションとしては，生クリーム，マヨネーズ，バター，サスペンションとしてはケチャップ，ソース，みそ汁など枚挙にいとまがない．特に，エマルションに関しては食品学上も重要な現象が多いので，次項で詳しく述べる．固体が分散媒で，液体や固体が分散相のコロイドにポピュラーな名称が

表 5-1 さまざまなコロイド

分散媒 （連続相）	分散相 （分散質）	名　称	例
気体	液体	エアロゾル（aerosol）	煙
	固体		
液体	気体	泡沫（foam）	ソフトクリーム，ホイップクリーム，ビールの泡
	液体	乳濁液（エマルション emulsion）	生クリーム，マヨネーズ，バター
	固体	懸濁液（サスペンション suspension）	ケチャップ，ジュース，ソース，みそ汁
固体	気体	泡沫（foam）	カステラ，パン，ビスケット
	液体	—	吸水した凍り豆腐，果肉
	固体	—	各種固体状食品

ないが，食品としては多くのものがある．

　コロイドは，粒子の種類から，①**分子コロイド**（molecular colloid），②**分散コロイド**（dispersion colloid），③**会合コロイド**（association colloid）に分類される．分子コロイドとは，コロイド粒子が1つの巨大分子からできているコロイドで，デンプンやたんぱく質などの高分子化合物のコロイド溶液がその例である．分散コロイドは，不溶性の物質が分散したコロイド（例：金属などが水中に分散したコロイド）である．会合コロイドは，セッケン水のように分子が会合（分子が集合すること）してできるコロイドで，ミセルコロイドともいう（ミセルについては，次項で述べる）．

　分散媒が水のときに，分散相の性質によって，①**疎水コロイド**（hydrophobic colloid）と②**親水コロイド**（hydrophilic colloid）に分類される（親水性と疎水性についても，次項で詳しく述べる）．疎水コロイドとは，電解質を少量加えたときにコロイド粒子が沈殿するようなコロイドで，金，硫黄，水酸化鉄など，水に不溶性の物質がコロイド粒子となって水中に分散している．親水コロイドとは，少量の電解質を加えても沈殿しないが，多量の電解質を加えると沈殿するコロイドで，デンプン，たんぱく質，セッケンなどの親水性の物質が水中に分散したコロイドである．なお，親水コロイドに多量の電解質を加えると沈殿するが，この現象を**塩析**（salting out）という．これは，電解質のイオンが水を引き付けるため，自由水が少なくなり沈殿するものと考えられる．

　コロイドは，ゾルやゲルといわれる状態をとることもある（d. ゾル・ゲルと粘性・弾性，p.140参照）．

c. エマルション ── 乳化と界面活性剤

1）エマルションの型

　エマルションは，前述のように分散媒（連続相），分散相がともに液体のコロイドである．食品のエマルションは水と油からできているが，分散相が油で分散媒が水の**水中油滴型エマルション**（oil in water emulsion，**O/Wエマルション**）と分散相が水で分散媒が油の**油中水滴型エマルション**（water in oil emulsion, **W/Oエマルション**）とがある．牛乳，クリーム，マヨネーズなどはO/Wエマルションで，バターやマーガリンはW/Oエマルションである．

　エマルションが，O/W，W/Oいずれになるかは，水と油の混合比や後述のように用いる界面活性剤などによって決まる．バターの製造においては，チャーニングという操作によって，O/WエマルションであるクリームからW/Oエマルションであるバターに変化するが，そのようにエマルションの型が変化することをエマルションの転相という．

2）親水性・疎水性と界面活性剤

　i）親水性と疎水性：エマルションは，水と油のうちのいずれかが微粒子（分散相）となって分散したコロイドである．しかし，水と油を同じ容器に入れて撹拌しても互いに混じり合わず，油が浮いて2層に分離してしまうことはよく経験することである．油のように水となじみにくい性質を**疎水的**（hydrophobic）あるいは**親油的**（lipophilic），スクロース（ショ糖）のように水となじみやすい性質を**親水的**（hydrophilic）であるという．

　親水性，疎水性について分子レベルで考えてみる．**表5-2**に代表的な親水性官能基と疎水性官能基を示す．

　親水性官能基は，イオン結合あるいは水素結合によって水和するもので，アミノ基（−NH₂），アルデヒド基（−CHO），カルボキシ基（−COOH），スルホン基（−SO₃H），水酸基（ヒドロキシ基，−OH）などがある．このうち，アミノ基は塩基性の官能基，カルボキシ基とスルホン基は酸性官能基である．ここで，塩基性官能基や酸性官能基は親水的だが，逆に親水性官能基は必ずしも酸性，塩基性とは限らないことには注意すべきである．一方，アルキル基（アルカンから水素原子1個を取り除いたもの），フェニル基（ベンゼンから水素原子1個を取り除いたもの）など，炭素と水素のみで構成されているものは疎水的である．

　親水性官能基を持つ物質には，水に溶けやすいものが多く，疎水性の部位のみで構成されているものは，水に溶けないものが多い．たとえば，アセトアルデヒド CH_3CHO，酢酸 CH_3COOH，エタノール CH_3CH_2OH などは水によく溶け，ヘキサン $CH_3(CH_2)_4CH_3$ やベンゼン C_6H_6 は水に溶けない．油は，親水的な「部位」をほとんど持たないので水となじまないということになる．

　ii）界面活性剤と乳化：**界面活性剤**（surfactant）は，分子内に疎水性部分（炭素鎖であることが多い）と親水性部分をバランスよく持つ物質である．界面活性剤を水に添加すると，**臨界ミセル濃度**（critical micelle concentration，CMC と略すことが多い）といわれる濃度以上で，親水基を外側（水側），疎水部分を内側にした**ミセル**と呼ばれる会合状態になる．CMC 以下の濃度では，界面活性剤は単分子として存在する．水と油のみでは分離してしまうが，そこに界面活性剤を加えると，**図5-2**に示すように界面活性剤の疎水性部分が油側，親水性部分が水側に配向してエマルションとなる（図には O/W エマルションの場合を示した）．

　このように，界面活性剤によってエマルションが形成される現象を**乳化**（emulsification）

表5-2　代表的な親水性官能基と疎水性官能基

親水性官能基 （イオン化または水素結合で水和）	疎水性官能基
アミノ基　−NH₂（塩基性） アルデヒド基　−CHO カルボキシ基　−COOH（酸性） スルホン基　−SO₃H（酸性） 水酸基（ヒドロキシ基）−OH	アルキル基　−C_nH_{2n+1}（アルカンから H 原子1個を除く） フェニル基—⬡（ベンゼン C_6H_6 から H 原子1個を除く）

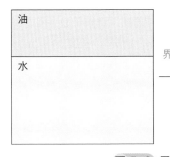

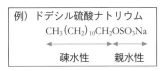

親水性部分
疎水性部分（炭素鎖）
界面活性剤分子

例）ドデシル硫酸ナトリウム
$CH_3(CH_2)_{10}CH_2OSO_3Na$
疎水性　　親水性

図5-2　界面活性剤による乳化（O/W エマルションの場合）

といい，界面活性剤を**乳化剤**（emulsifier）ということもある．たとえていえば，水と油は仲がわるいので，親水基と疎水基を持つ界面活性剤が仲をとりもっているようなものである．**図5-2**中央のように，油を界面活性剤が「抱え込んだ」構造をしたものをミセルということもある．

　O/W，W/Oいずれのエマルションになるかは，水と油の存在比（多いほうが分散媒になりやすい）や，用いる界面活性剤の親水性部位と疎水性部位の割合による．界面活性剤分子内の親水性と疎水性の割合を数値化したのが，**親水性/親油性バランス**（hydrophile-lipophile balance，HLB）である．HLBの算出は，一般的に以下の式で計算されている．

$$\mathrm{HLB} = 7 + 11.7 \log_{10} \frac{M_\mathrm{w}}{M_\mathrm{o}} \qquad (5\text{-}1)$$

ここで，M_wは親水基の分子量，M_oは疎水基の分子量である．（5-1）式から，HLBが大きい界面活性剤ほど親水性である．エマルションの調製の際には，「分散媒に溶けやすい界面活性剤を用いる」と，希望の型のものができる．つまり，親水性の界面活性剤を用いるとO/W型，疎水性の強い界面活性剤を用いるとW/O型のエマルションとなる．HLBについては，HLBが4〜6の界面活性剤を用いるとW/O型，HLBが8〜18の界面活性剤を用いるとO/W型のエマルションが調製できる．天然の乳化剤としては，リン脂質である**レシチン**が知られている．さらにステロイドやトリテルペノイドの配糖体である**サポニン**なども乳化作用を持つ．レシチンは，卵黄やだいずに含まれ，マヨネーズは卵黄中のレシチンの乳化力を利用して作る．たんぱく質も分子中に疎水性部分と親水性部分を持つので，乳化剤の働きをする．

3）クリーミング

　浮力や遠心力で油滴が移動し，O/Wエマルションの上部に濃厚な層を作る現象をクリーミングという．たとえば，最近ではホモゲナイズ（均質化）されていない牛乳がたまに売られている．そのような牛乳は冷蔵庫の中にしばらくおくと油が浮いてくるが，その現象もクリーミングである．

　クリーミングの時間は，エマルション中の油滴の浮上速度が大きいほど短くなるので，油滴の浮上速度が小さいエマルションほどクリーミングを起こしにくい「安定な」エマルションである．油滴の上昇速度は，油滴径，分散媒の粘度（後述），流体（気体または液体のこと），油滴と分散媒の密度などに依存するが，その関係を定量的に表したのが，以下のストークスの式である．

$$V_\infty = \frac{2a^2(\rho_f - \rho_s)g}{9\eta} \qquad (5\text{-}2)$$

ここで，V_∞ [m/s]は粒子（エマルションの場合は液滴）の上昇速度，aは粒子の半径 [m]，gは重力加速度（=9.8 [m/s²]），ρ_fは分散媒の密度 [kg/m³]，ρ_sは粒子の密度 [kg/m³]，ηは分散媒の粘度 [Pa・s]である（粘度については後述するが，液体の流れにくさを表す物性値である）．$V_\infty > 0$なら粒子は上昇し，$V_\infty < 0$なら粒子は沈降する．O/Wエマルションの場合，液滴（油）の密度ρ_sは分散媒の密度ρ_f（ほとんどの場合，水の値に近い）よりも小さいので，（5-2）式から液滴は上昇する．（5-2）式においてρ_f，ρ_s，ηは物性値で，分散相と分散媒の組成によってほぼ決まり（粘度は温度が上昇すると小さくなる），重力加速度gは一定なので，上昇速度V_∞はa^2に比例する．たとえば，粒子半径aが1/10に

なると上昇速度は $1/100$，a が $1/100$ になると上昇速度は $1/10000$ となる．つまり，エマルションは液滴径が小さいほど安定である．

　牛乳をホモゲナイズするのは，油滴径を小さくして油滴の浮上速度を下げ，クリーミングを起こりにくくするためである．

❸ レオロジーと力学物性

　物体に外力を与えた場合の変形や流動を扱う分野が**レオロジー**（rheology）であり，各種力学物性が取り扱われる．

a.　粘度（粘性率）と流動特性

　最初に粘度（粘性率ともいう）とニュートンの粘性の法則について説明する．

　粘度（viscosity）とは流体の流れにくさの程度を数値化した物性値である．**図 5-3** に示すように

$$F/S = \eta(V/L) \qquad (5\text{-}3)$$

から，同じ力を加えた際に流動しにくい流体ほど，粘度 η は大となる．たとえば，水あめやはちみつのような「ドロドロした」液体は水のような「さらさらした」液体よりも粘度が高い．また，ずり応力 F/S の大きさに関係なく（5-3）式で定義される η の値が一定の流体を**ニュートン流体**（Newtonian flow）という．はちみつや水あめ，グリセリンの水溶液など比較的低分子の希薄な水溶液はニュートン流動を示す．

　ずり速度とずり応力（shear stress, 剪断応力）との関係（流動特性曲線）をとると，ニュー

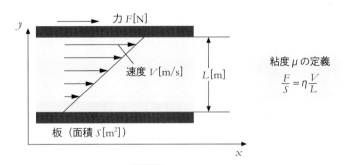

図 5-3　流体の粘度

　断面積 $S[\mathrm{m}^2]$ の 2 枚の水平の板間に厚みが $L[\mathrm{m}]$ の流体が満たされていると考える（S/L は十分大きく，端の影響は無視できるとする）．今，上の板に対して，右方向に $F[\mathrm{N}]$ の力を加えたところ，速度 $V[\mathrm{m/s}]$ で動き，板間の流体内で図に示すような速度分布ができあがったとする．板表面で流体のスリップがなければ（この仮定はほとんどの場合に正しい），上の板に接している流体は速度 $V[\mathrm{m/s}]$ で動き，下の板に接している流体は静止している．このとき，単位板面積当たりの力 F/S をずり応力あるいは剪断応力という．

　粘度 $\eta[\mathrm{Pa \cdot s}]$（$[\mathrm{Pa}]$（パスカル）は $[\mathrm{N/m^2}]$）は剪断応力とずり速度 V/L とから

$$F/S = \eta(V/L) \qquad (5\text{-}3)$$

のように定義される．

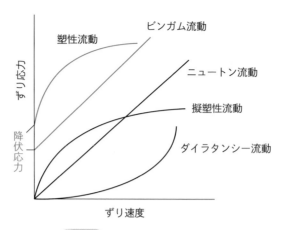

図 5-4 さまざまな流動特性

トン流体は**図 5-4**に示すように原点を通る直線（傾きが粘度 η）になる．つまり，流体にわずかな力（剪断力）を加えただけで流動が開始する．たとえば，はちみつなどは容器を傾けるだけで流れ出す．一方，濃厚な溶液やコロイド溶液などの食品は，ずり応力 F/S の大きさによって（5-3）式で定義される η の値が異なるが，そのような流体を非**ニュートン流体**という．非ニュートン流体にはいろいろなタイプがあり，**図 5-4**にいくつかの流動特性を示してある．

　ニュートン流体はずり応力が0以上で流動するが，流体の中には小さいずり応力では流動せず，特定のずり応力 p_0 以上で流動を開始するものがある．これは，小さい応力では固体的な性質を示し，ある応力以上で流動することを意味しており，そのような流動を**塑性**（plastic）**流動**，ずり応力 p_0 を**降伏応力**（yield stress）という．マヨネーズ，トマトケチャップ，マーガリン，ホイップクリーム，ホワイトソースなどは，塑性流体である．たとえばトマトケチャップは，ビンを逆さにしても簡単には流れ出さず，ビンを少し振る必要がある．これは，トマトケチャップには降伏応力があることを示している．塑性流動のうち，流動特性曲線が直線のものを**ビンガム**（Bingham）**流動**という．**図 5-4**に示すように降伏値を持たず，上に凸の（ずり応力の増加とともにみかけの粘度が低下する）流動性を示す流体を**擬塑性**（pseudo-plastic）**流体**といい，濃縮ジュース，果実のピューレ，デンプン糊などが一例である．降伏値を持たず，擬塑性と逆にずり応力の増加とともにみかけの粘度が増加する流体を**ダイラタンシー**（dilatancy）**流体**といい，生デンプンの濃厚サスペンションはダイラタンシー流体の典型例である．

　液体の中には，みかけの粘度が時間依存性を持つものがある．**チキソトロピー**（thixotropy）とは，振とうや撹拌によって流動性を増し（みかけの粘度が低下），静置によってもとに戻る現象である（可逆的現象であることに注意）．これは，ずり速度の増加にともなう構造破壊が静置により復元することによる．チキソトロピーを起こす食品としてはマヨネーズやケチャップなどがある．逆に，振とうや撹拌によって流動性が低下し，静置によってもとに戻る現象を**レオペクシー**（rheopexy）といい，これはずり速度を加えることにより構造形成が促進することによる．

　粘度の測定法には，回転粘度計，落球式などいろいろあるが，ニュートン流体以外では

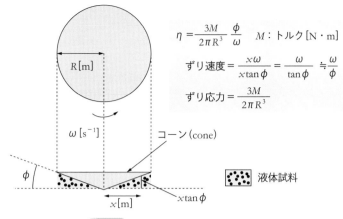

$$\eta = \frac{3M}{2\pi R^3}\frac{\phi}{\omega} \quad M:トルク[\mathrm{N\cdot m}]$$

$$ずり速度 = \frac{x\omega}{x\tan\phi} = \frac{\omega}{\tan\phi} \fallingdotseq \frac{\omega}{\phi}$$

$$ずり応力 = \frac{3M}{2\pi R^3}$$

図 5-5 コーンプレート型粘度計

みかけの粘度しか求められないものが多い．**図 5-5** に示すコーンプレート型粘度計は，コーンの下部に液体を入れて回転させトルク M を測定するもので，測定試料の至るところでずり応力が一定なので，流動特性を正しく求めるのに適している．また，毛管型粘度計は，ニュートン流体にのみ適用可能だが，簡便で低粘度の液体の粘度を精度よく求めるのに適している．毛管型粘度計は以下に示すハーゲン-ポアゼイユの法則（Hagen–Poiseuille law）に基づいて測定を行う．

$$Q = \frac{\pi\Delta PR^4}{8\eta L} \qquad (5\text{-}4)$$

ここで，$L[\mathrm{m}]$ は毛管の長さ，$R[\mathrm{m}]$ は毛管の半径，$Q[\mathrm{m^3/s}]$ は体積流量，$\Delta P[\mathrm{Pa}]$ は毛管の両端にかかる圧力差である．

b. 弾性率（ヤング率と剛性率）

弾性とは，物体に外力を与えると変形（ひずみ）を生じるが，外力を取り除くともとに戻る性質である．変形が小さい場合，**応力**（stress，単位面積当たりにかかる力）と**ひずみ**（strain，変形前の単位長さ当たりの変形量）は，フックの法則に従って比例するが，その比例定数である弾性率にはヤング率と剛性率とがある．**ヤング率**（Young's modulus）$E\,[\mathrm{Pa}]$ は，**図 5-6** の上図に示すような引っ張りまたは圧縮変形に関する弾性率であり（図には伸び変形の場合を示してある），以下の式で定義される．

$$p = E\varepsilon \qquad (5\text{-}5)$$

ここで，$p\,[\mathrm{Pa}]$ は伸び応力または圧縮応力，ε は伸びひずみまたは圧縮ひずみである．ひずみ ε を考えるのは，同一の力を加えた際の伸び d は初期長さに比例するためであり，力 F の代わりに応力 p を考えるのは，同一ひずみの変形をさせるには単位面積当たりの力を一定にする必要があるためである．（5-5）式から，ヤング率の大きな弾性体ほど同一の応力に対して変形しにくい．

剛性率（rigidity）あるいはずり弾性率（shear modulus）$G\,[\mathrm{Pa}]$ は，**図 5-6** の下図に

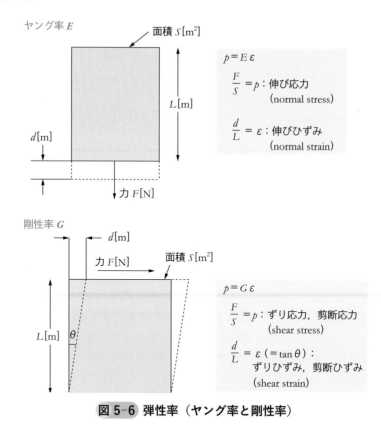

図5-6 弾性率（ヤング率と剛性率）

示すように，直方体の弾性体のずり変形に関する弾性率で，ずり応力 p [Pa] とずりひずみ ε を用いて以下のように定義される．

$$p = G\varepsilon \qquad (5\text{-}6)$$

変形量 d の代わりにひずみ ε を，力 F の代わりに応力 p を考えるのはヤング率の場合とほぼ同様な理由である．（5-6）式から，剛性率の大きな弾性体ほど同一の応力に対して変形しにくい．

　試料にある程度以上のひずみを与えると，ひずみと応力が比例しなくなる．弾性限界以上のひずみが与えられたときに永久変形が残るが，こうした性質を塑性（plasticity）という．

c. 弾性体，粘性体，粘弾性体

　食品の中には粘性と弾性両方の性質を有するものが多くあり，こうした性質を**粘弾性**（viscoelasticity）という．ここでは，粘弾性体の基本的な取り扱い法について述べる．

　最初に，粘性体（粘性のみを持つ）と弾性体（弾性のみを持つ）の応力とひずみの関係について述べる．**図5-7**に弾性体と粘性体の応力とひずみの関係を示す．弾性体の場合，**図5-7**の上左図のように時間 t_1 から t_2 の間，一定の応力をかけると，その間だけ一定のひずみを生じる．また，弾性体に**図5-7**の上右図のように時間 t_1 から t_2 の間，一定のひずみを与えると，その間だけ一定の応力を生じる．このように弾性体の場合，応力とひずみの間にはまったく「時間遅れ」がない．このような弾性体の挙動はバネの力と伸びの関

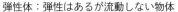

弾性体：弾性はあるが流動しない物体

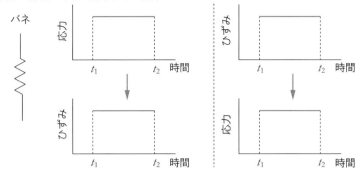

粘性体：流動はする（粘性はある）が，弾性がない物質

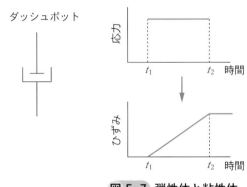

図 5-7 弾性体と粘性体

係に似ているので，モデル的に弾性体を図のようにバネで表すことが多い．粘性体は，**図5-3**から一定の剪断応力を与えると一定速度で流動する．直方体の粘性体の場合，**図5-3**のずり速度 V/L と**図5-6**のずりひずみを比較すると，一定応力下では，ずりひずみが一定速度で増加すると考えられることがわかる．すなわち，粘性体に時間 t_1 から t_2 の間，一定の応力をかけた場合のひずみは**図5-7**下図のようになる．このような粘性体の挙動は，モデル的に図に示すダッシュポットで表現される．なお，粘性体については，瞬間変形を考えることはできない．

　粘弾性体は，弾性体のような瞬間変形と粘性体の流動性をあわせ持った物体である．その力学的な変形の挙動は，しばしばバネとダッシュポットの組み合わせでモデル化される．**図5-8**に，最も簡単な粘弾性体のモデルである**フォークト（Voigt）模型**と**マックスウェル（Maxwell）模型**を示す．フォークト模型は，バネとダッシュポットが並列につながった形をしており，応力一定時の変形であるクリープ現象を記述するのに適している．時間 t_1 から t_2 の間，一定応力をフォークト模型で記述される粘弾性体に与えると，クリープ曲線は**図5-8**左図で示すような形になる．マックスウェル模型は，バネとダッシュポットが直列につながった形をしており，ひずみ一定時の応力変化である応力緩和現象を記述するのに適している．時間 t_1 から t_2 の間，一定ひずみをマックスウェル模型で記述される粘弾性体に与えると，応力緩和曲線は**図5-8**右図で示すような形になる．

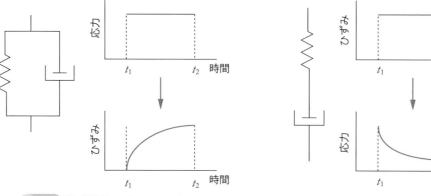

応力一定時の変形（クリープ）
フォークト模型：
　　バネとダッシュポットが並列に結合

ひずみ一定時の応力変化（応力緩和）
マックスウェル模型：
　　バネとダッシュポットが直列に結合

図 5-8 粘弾性体の変形を記述するためのフォークト模型とマックスウェル模型

d. ゾル・ゲルと粘性・弾性

　ゾルとゲルは，流動性の観点からコロイドを分類した名称といえる．コロイド粒子が液体中に浮遊した状態を**ゾル**（sol）といい，流動性がある．一方，少量の液体中に多数のコロイド粒子が存在する場合，粒子が互いに接触したりつながったりして流動性を失い，半固体状になったものを**ゲル**（gel）という．

　ゲルの定義は，分野や本によって異なる．食品学で対象とするゲルは，ほとんどが天然高分子が形成する網目構造の中に溶媒を抱え込んだハイドロゲルである．たとえば，ゼリー，プリン，茶碗蒸し，豆腐，ナタデココのように，「プルンプルン」とした，弾性を持つ食品はみなゲルである．したがって，食品学においてゲルの定義は，「高分子網目構造中に溶媒（水）を抱え込み，弾性を有する物質」とするのが一番明快と思われる．

　網目を形成する結び目を架橋点（junction zone）という．架橋点を形成する結合様式には，共有結合，水素結合，イオン結合，疎水的相互作用などさまざまある．高分子濃度が低かったり，架橋点の数が少ない場合にはゾルとなり，流動するようになる．たとえばゼリーの場合，低温ではゼラチン分子がトリプルヘリックス構造をとって架橋点を形成するためゲルとなるが，高温ではゼラチン分子がコイル状となりゾル化するといわれている．ゲルが形成されても，放置すると液体の分離が起こることがあるが，そうした現象を**シネレシス**（syneresis）あるいは離ショウ，離液などという．

e. 嚥下困難者用の介護食と食品物性

　近年，高齢社会になり，食物の嚥下（飲み込むこと）が困難な人が増加している．口から取り込まれた食物が正常な過程を経て食道から胃へと到達せず，気管を経て肺へ到達してしまうことを誤嚥という．その結果として引き起こされる誤嚥性肺炎は，日本人の死因の第3位である肺炎の70％以上を占めている．このことから，嚥下が困難な人のための介護食が注目されている．

　最も誤嚥しやすい食品は，水やお茶などの低粘度の液体といわれている．これは，粘度

が低いと嚥下時に食塊がばらばらになって気管に入りやすいためと推察される．よって，お茶などの粘度を上げるトロミ剤などが市販されている．どの程度の物性ならば，介護食として適切かなどの点についてはまだ不明な点が多く，介護現場での試行錯誤で開発が行われているのが現状である，こうした食品の開発においても食品物性論的な検討は重要である．

④ 食品のテクスチャー

a．食品のテクスチャーの定義とその評価

　テクスチャー（texture）とは，ラテン語の texo（織る，編む）由来の言葉で，元来，織物などの組織，構造，感触などを指す言葉である．食品のテクスチャーの定義は諸説あるが，「食品の物理的性質に由来する口腔内の感覚（食感）」ととらえるのが妥当であろう（**図 5-9**）．

　食品のテクスチャー特性には，食品の力学的特性，形状的特性，および水分含量や脂質含量などの主成分組成などが影響を与えるとされる（ツースニアク Szczesniak による）．そして，これらの特性から生じるテクスチャーを以下の手順により評価する（**図 5-10**）．

　①外観の形状や表面の状態などにより視覚的に判断

　②最初の一口で硬さやもろさなどの力学的特性および粒の大きさや形などの形状的特性から判断

　③噛み砕く過程での噛みごたえや付着性などの力学的特性や粒の形などの形状的特性から判断

　④そしゃく過程での口腔内でのひろがり方や崩壊のしかたなどから判断

　⑤そしゃく後口腔内に残る温かさや冷たさなどの温度感覚や口腔内で残存している様子から判断

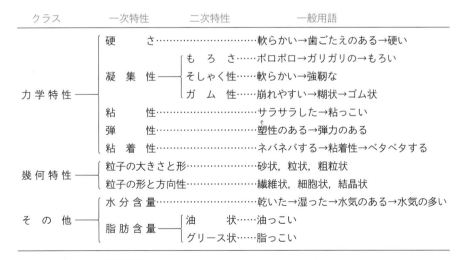

図 5-9　ツースニアクのテクスチャープロフィル

[Szczesniak AS et al：Consumer awareness of texture and other food attributes. Food Technology **17**：74, 1963 より引用]

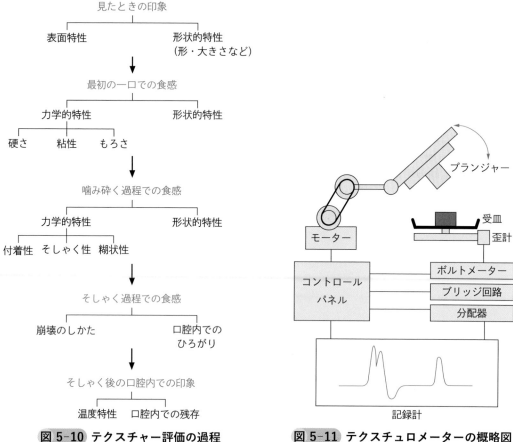

図 5-10 テクスチャー評価の過程

[Brandt MA et al：Texture profile method. J Food Sci
28：404-409, 1963 を参考に著者作成]

図 5-11 テクスチュロメーターの概略図

すなわち，人間は食品を見てから口に入れ嚥下するまでの間に，食品のさまざまな物理
的性質を知覚し，テクスチャーを評価している．

b. 食品のテクスチャーの機器測定

　現在のところ，食品のテクスチャーを表面特性や形状的特性も含めて総合的に評価する
機器はないが，力学的特性を評価する機器はいくつかある．ここでは，人間のそしゃく挙
動をモデル化することにより開発されたテクスチュロメーターについて紹介する．

　テクスチュロメーター（texturometer）は，**図 5-11** に示したような構成となっており，
プランジャーが上顎の歯，受皿が下顎に相当する部分となっている．プランジャー部がそ
しゃく時のように動き，受皿上の食品を押してもとに戻るという動作を繰り返したときの
応答を記録することにより，食品の硬さ，付着性，もろさなどを測定する．

　テクスチュロメーターによる測定では，食品によりパターンはやや異なるが，**図 5-12**
のようなそしゃく曲線が得られる．第1回目のそしゃくによりプランジャーが受皿上のサ
ンプルを押すとピークとなり，硬いサンプルほどピークが高くなる．サンプルがもろく崩
れる場合には，第1回目のそしゃく時に2つ目のピークが現れる．また，サンプルが付着

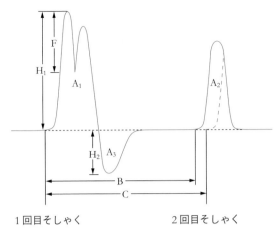

パラメーター

硬　さ（hardness）＝H_1

もろさ（brittleness）＝F

粘　り（stickiness）＝H_2

付着性（adhesiveness）＝A_3

凝集性（cohesiveness）＝$\dfrac{A_2}{A_1}$

弾力性（springiness）＝C－B

　　C：弾力性のない標準物質測定時の第1回目そ
　　　　しゃくから第2回目そしゃくまでの距離

そしゃく性（chewiness）＝$H_1 \times \dfrac{A_2}{A_1} \times (C-B)$

糊状性（gumminess）＝$H_1 \times \dfrac{A_2}{A_1}$

図 5-12 **テクスチュロメーターによる測定における典型的なそしゃく曲線と得られるパラメーター**

性を持つ場合には，第1回目のそしゃく後プランジャーがもとに戻ろうとするときにサンプルに引っ張られて負の方向にもピークが生じる．第2回目のそしゃくによりプランジャーが再び受皿上のサンプルを押すと，再度ピークが得られ，これらのピークの高さ・面積やピークが出現するまでの距離などから，以下のようなさまざまなパラメーターが得られる．

①硬さ（hardness）：第1回目そしゃく時のピーク高さ

②もろさ（brittleness）：第1回目そしゃく時における1つ目のピーク頂点から1つ目と2つ目ピークの境目までの高さ

③粘り（stickiness）：第1回目そしゃく時にプランジャーがもとに戻る際に生じる負の方向のピーク高さ

④付着性（adhesiveness）：第1回目そしゃく時にプランジャーがもとに戻る際に生じる負の方向のピーク面積

⑤凝集性（cohesiveness）：第2回目そしゃく時のピーク面積の第1回目そしゃく時のピーク面積に対する比

⑥弾力性（springiness）：サンプルと同じ形状に成型した弾力性のない標準物質（粘土など）の第1回目そしゃく時のピークの上がり始めから第2回目そしゃく時のピークの上がり始めまでの距離（弾力性がなく第1回目そしゃくでつぶれたままなので第2回目そしゃくでプランジャーが接するまでの距離が長い）から，サンプルの第1回目そしゃく時のピークの上がり始めから第2回目そしゃく時のピークの上がり始めまでの距離を引いた値

⑦そしゃく性（chewiness）：硬さと凝集性と弾力性を掛け合わせた値

⑧糊状性（gumminess）：硬さと凝集性を掛け合わせた値

凝集性とは，サンプルが崩壊するまでに変形する程度に相当し，そしゃく性とは，粘着性の固体状サンプルを嚥下するまでに必要な時間・そしゃく回数に相当し，糊状性とは，粘着性の軟らかい半固体状サンプルを嚥下するまでに必要な時間・そしゃく回数に相当す

る.

これらのパラメーターの値は物理学的な意味を有するものではないが，官能検査で求められるテクスチャー特性との相関が高いとされる.

練 習 問 題

(1) 食品の物性に関する記述である．正しいのはどれか．1つ選べ．
① ゼリーは，低温ではゾルだが，加熱するとゲルになる．
② 生デンプンの濃厚サスペンションはダイラタンシー流動を示す．
③ みそ汁，ソース，ジュースのように，液体に固体粒子が分散したものをエマルションという．
④ 白濁して見える牛乳のコロイド粒子は，半透膜を通過することができる．
⑤ 熱運動している分散媒分子がコロイド粒子に不規則に衝突する結果，コロイド粒子が不規則なジグザグ運動をすることをチンダル現象という．

(2) エマルションに関する記述である．正しいのはどれか．1つ選べ．
① 生クリームは油中水滴型，バターは水中油滴型のエマルションである．
② エマルションは液滴（コロイド粒子）の径が小さいほど安定化する．
③ 乳化作用を持つ物質は分子内に塩基性基とともに酸性基を共有している．
④ パンは分散相が固体で，分散媒が気体の一種のコロイドである．
⑤ 親水性の強い乳化剤を使用するとW/O型のエマルションができる．

(3) 流動特性に関する記述である．正しいのはどれか．1つ選べ．
① 濃厚なコロイド分散系高分子溶液として存在する液体食品は，一般にニュートン流体である．
② チキソトロピーの性質を示す食品は，撹拌により流動性が低下する．
③ 水あめは，ずり速度に応じて粘度が変化するので非ニュートン流体である．
④ しょうゆや清涼飲料水はずり速度の違いによって粘度が変わらないので，ニュートン流動性食品である．
⑤ トマトケチャップは応力を加えると粘度が増大するのでチキソトロピー型食品である．

(4) 食品の物性に関する記述である．正しいのはどれか．1つ選べ．
① 食品の物理的特性を示すテクスチャーは，そしゃく・嚥下しやすさとは関連しない．
② シネレシスは，離ショウ，離液ともいい，ゲルが形成されないような低濃度のため液体が分離する現象のことを意味する．
③ 食品の粘弾性やテクスチャーは，食品の一次機能と密接に関係する．
④ テクスチュロメーターの原理は歯のそしゃく運動と食品の変形（歪み）の関係を測定することにある．
⑤ 食品には粘性，弾性両方の性質を示すものはほとんどない．

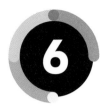

6 食品の機能性

A 食品の機能

　食品の持つ機能は現在，以下に示すような3つの機能に分類されている．

　①一次機能：食品の持つ第一の意義である栄養素を供給する機能のことであり，ヒトの生命活動に必要な最も基本的な機能である．具体的には，生命維持，成長，活動のために必要なエネルギーの供給，成長や体組織の維持に必要な成分の供給，身体機能を調整し代謝を円滑に行うために必要な成分の供給などの機能である．

　②二次機能：食品の色，味，香り，舌触りなど，嗜好性に関わる機能である．食品には，嗜好性を左右する化学的因子（呈味成分，香気成分，色素成分など）と物理的因子（テクスチャー，温度など）が含まれており，これらの因子がヒトの五感（味覚，嗅覚，視覚，触覚，聴覚）に作用して，「おいしい，まずい」「好き，嫌い」などを感受，応答させる（図6A-1）．食品の二次機能は，食品の加工や調理と深く関わっており，おいしいものを食する楽しみや満足感を食生活に与えている（食品中の二次機能成分については，第3章食品の嗜好成分，p.89 参照）．

　③三次機能：人体の恒常性（ホメオスタシス）を維持・調節する機能であり，生体（生理）調節機能とも呼ばれている．食品中には，生体防御（免疫），代謝調節，老化の抑制，疾病の予防・回復などに寄与する各種の成分が見いだされており，健康の維持増進に関わっている．

　近年，医学の進歩や生活環境の改善により，日本人の平均寿命は常に世界の上位にラン

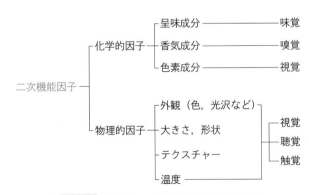

図 6A-1 食品の二次機能に関する因子

クされるようになっている．その一方で，食生活を中心とした生活習慣を原因とする糖尿病，肥満，高血圧などの各種疾病が，若年層から高年齢層に至るまで増加している．そこで，日常摂取している食品によりこれらの疾病を予防する「一次予防」の考え方が重要視されるようになり，食品の三次機能が注目されるようになった．

　超高齢化社会を迎えて，食生活による疾病の一次予防はますます重要性を増すだろう．そのため，三次機能を有する食品への期待や関心が高まるが，科学的エビデンスに基づいた作用機構を明らかにした上での食生活への応用が望まれている．

　以下では，食品の三次機能について述べる．

❶ 生体調節機能の分類

　食品の三次機能成分が作用する対象は，循環器系，消化器系，内分泌系，生体防御免疫系，神経系，細胞系に分類することができる．各器官系統別に分類した機能，食品成分，作用機構について**表6A-1**にまとめた．

a．循環器系に対する機能

　血圧調節系酵素（アンギオテンシン変換酵素，ACE）の阻害による血圧降下作用，血小板凝集阻害による血栓形成抑制作用，LDL（低密度リポたんぱく質）の酸化抑制や血漿コレステロール制御による動脈硬化予防作用などがある．

b．消化器系に対する機能

　腸運動の刺激や腸内細菌叢の改善による**整腸作用**，血糖上昇の制御作用，栄養素の可溶化による**吸収促進作用**などがある．

c．内分泌系に対する機能

　アドレナリン分泌促進による皮下脂肪代謝制御作用，インスリン分泌促進による**耐糖能改善作用**などがある．

d．生体防御免疫系に対する機能

　マクロファージの活性化やインターフェロン増産などによる免疫能増強作用，ウイルス感染防止作用，**抗アレルギー作用**などがある．

e．神経系に対する機能

　オピオイド作用による神経鎮痛作用，神経伝達物質の供給による神経機能維持作用，脳機能維持作用などがある．

f．細胞系に対する機能

　抗酸化，発がんプロモーション抑制やがん細胞増殖抑制によるがん抑制作用（**図6A-2**），抗酸化による動脈硬化，老化や炎症の抑制作用などがある．

　大気中には約20％の酸素が存在しているが，安定な三重項酸素（$^3O_2$）や反応性の高い

表 6A-1 器官系別の生体機能調節成分の分類

器官系	機　能	成　分	推定作用機構
循環器系	高血圧予防	ペプチド フラボノイド配糖体	アンギオテンシン変換酵素の阻害 —
	動脈硬化予防	グリシニン ダイズサポニン γ-リノレン酸 食物繊維（水溶性） タウリン	コレステロール制御
	血栓形成抑制	エイコサペンタエン酸 α-リノレン酸	血小板凝集阻害
消化器系	整腸作用	食物繊維 ダイズオリゴ糖 イソマルトオリゴ糖 ペプチド	腸内細菌叢の改善，腸管運動の活性化 腸内細菌叢の改善 腸内細菌叢の改善 腸管運動の活性化
	血糖制御	フィチン酸	消化酵素阻害
	吸収促進	カゼインホスホペプチド	カルシウムの可溶化
内分泌系	肥満抑制 インスリン分泌促進	カプサイシン トリプシンインヒビター	アドレナリン分泌促進 コレシストキニン分泌
生体防御免疫系	免疫能増強	キチン，キトサン カゼインペプチド リポ多糖類 β-カロテン	インターフェロンの増産 マクロファージの活性化 マクロファージの活性化 TNF（腫瘍壊死因子）の増強
	抗ウイルス	レンチナン チキンシスタチン オリザシスタチン カラギーナン アルギン酸	インターフェロンの増産，感染防止 ウイルス増殖抑制 ウイルス増殖抑制 感染防止 感染防止
	抗アレルギー	α-リノレン酸 ギンコライド	ロイコトリエンの生成阻害 血小板活性化因子の生成阻害
神経系	鎮　静	オピオイドペプチド	脳神経調節
細胞系	がん抑制	セサミノール ルチン リコピン（リコペン） ダイズサポニン β-カロテン	抗酸化
		オレアノール酸 ジンゲロール アリシン エピガロカテキンガレート	発がんプロモーション抑制
		グリコシノレート キチン，キトサン フコイダン 食物繊維	発がんイニシエーション抑制 がん細胞増殖抑制 がん細胞増殖抑制 発がん物質の滞腸時間短縮
	抗酸化ストレス （動脈硬化抑制，老化 抑制，炎症抑制など）	カテキン類 アントシアニン類 フラボン類 フラボノール類 カロテノイド アスコルビン酸 トコフェロール類	抗酸化

［五明紀春, 田島　眞（編著）：ネオエスカ食品機能論, 同文書院, 2002 より許諾を得て改変し転載］

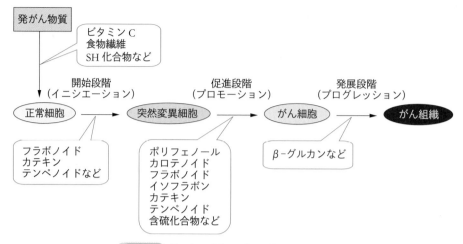

図 6A-2 発がん過程と食品成分による抑制
吹き出し部分は食品成分が抑制すると考えられている過程を示す.
[栄養機能化学研究会（編）:栄養機能化学，第 3 版，朝倉書店，2015 より許諾を得て改変し転載]

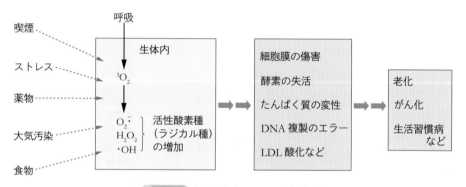

図 6A-3 活性酸素による生体傷害

活性酸素（$^1O_2$, O_2^-, ·OH, H_2O_2, LO·, LOO·）など，いろいろな状態で存在している．ヒトは，酸素毒性に対する防御機構を持っているが，過剰の活性酸素は生体にさまざまな傷害を与えて，老化やさまざまな疾患の原因になっている（**図 6A-3**）．食品中には，フリーラジカル，活性酸素の生成を抑制する成分や，酸化の連鎖開始反応や連鎖成長反応を抑制する成分が存在し，抗酸化活性を有する．

❷ 食品中の三次機能成分

　生体調節機能を有することが報告されている食品中の成分について述べる．しかしながら，以下に示した機能の作用機構について，すべてが明らかにされているわけではない．また，医薬品とは異なりこれらの成分の作用はおだやかであり，多量に摂取すれば効果が上がるものではなく，過剰摂取による弊害が生ずる場合もある．

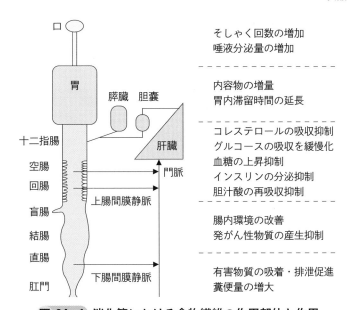

図 6A-4 消化管における食物繊維の作用部位と作用

[栄養機能化学研究会（編）：栄養機能化学，第3版，朝倉書店，2015
より許諾を得て転載]

a. 糖類・食物繊維

食物繊維は，水溶性食物繊維（water-soluble dietary fiber, SDF）と不溶性食物繊維（water-insoluble dietary fiber, IDF）に分類され，保水性，吸着能，イオン交換能，ゲル形成能などの性質を持ち，以下のような機能を持つことが知られており（**図6A-4**），特定保健用食品として利用されているものもある（**表6A-2**）.

1）肥満防止

IDF は，食物のそしゃく回数を増加させることにより唾液や胃液の分泌を促すので，食塊の容量が大きくなって満腹感を与えやすい．SDF は，胃で膨潤して食塊の体積が増加し，胃内の滞留時間が長くなることによって，食物の過剰摂取を防いで肥満を防止する働きがある.

2）コレステロール上昇抑制

SDF は，小腸における食物中のコレステロールの吸収阻害，コレステロールから合成されて消化管に分泌された胆汁酸の回腸からの再吸収の阻害と排泄促進によって，血中 LDL コレステロールの上昇を抑制する.

3）血糖値上昇抑制

高い粘性を有する SDF は，十二指腸や空腸の内容物の拡散と移動の速度を遅くする．その結果，グルコース（ブドウ糖）の吸収をゆるやかにして，血糖値の上昇を抑制し，糖尿病の軽減や予防につながる.

4）排便促進・有害物質の除去

IDF は，結腸や直腸で便の容量を増大させ，排便を促進する．また，SDF，IDF ともに，発がん物質などの有害物質を捕獲して，体内への吸収を抑制する．これらの作用は，大腸がんの発生抑制に役立つ.

表 6A-2 特定保健用食品として認められている糖質・食物繊維

種　類	成　　分	機　　能
食物繊維	ガラクトマンナン グアーガム分解物 ポリデキストロース 寒天由来食物繊維 小麦ふすま ビール酵母由来食物繊維	おなかの調子を整える
	難消化性デキストリン	おなかの調子を整える 糖の吸収をおだやかにする
	低分子化アルギン酸ナトリウム	コレステロールの吸収を抑える
	キトサン	
オリゴ糖	イソマルトオリゴ糖 ガラクトオリゴ糖 キシロオリゴ糖 フラクトオリゴ糖 ラクチュロース ラフィノース 大豆オリゴ糖 乳果オリゴ糖	ビフィズス菌を増やして腸内環境を改善する
	パラチノース	虫歯の原因にならない
単　糖	アラビノース	スクロース（ショ糖）の消化吸収をおだやかにする
糖アルコール	還元パラチノース エリスリトール マルチトール	虫歯の原因になりにくい
	キシリトール	虫歯の原因になりにくい 歯の再石灰化を増強する

5）腸内環境の改善

　SDF は，腸内細菌によって発酵し，短鎖脂肪酸や乳酸などの有機酸を生成する．これらは，腸内の pH を低く保つことで腸内環境を改善し，大腸の蠕動運動を刺激する．

　オリゴ糖では，主に難消化性オリゴ糖に腸内環境改善作用やミネラル吸収促進作用が認められている．難消化性オリゴ糖は SDF と同様に，胃や小腸では消化されず，大腸において腸内細菌の発酵によって代謝され，乳酸などの有機酸や，酢酸，プロピオン酸，酪酸などの短鎖脂肪酸を生成する．有機酸は腸内の pH を下げて，ビフィズス菌や乳酸菌が生育しやすい環境を作る．さらに，短鎖脂肪酸は腸の運動を刺激して，消化管の活動を健全に保つ．また，フラクトオリゴ糖，ガラクトオリゴ糖，ラフィノースなどは，カルシウム，マグネシウム，鉄などのミネラルの吸収を促進することが明らかにされている．

6）その他

　スクロース（ショ糖）に代わる甘味料として開発された糖アルコール類は，低エネルギーであり，血糖値の上昇とインスリン分泌が抑制されることから，糖尿病の軽減および予防効果が期待されている．また，糖アルコールは，口腔内の細菌（ミュータンス菌）で代謝されにくいため，低う蝕性（虫歯の原因になりにくい）の機能がある．

　きのこ類に含まれる β-グルカンは，免疫細胞を活性化して抗がん作用を有すると考えられている．また，軟骨や関節に存在するコンドロイチン硫酸は，体内の結合組織の保水性や弾力性を高める作用がある．

表 6A-3　特定保健用食品として認められているたんぱく質・ペプチド

種　類	成　　分	機　　能
たんぱく質	小麦アルブミン	糖質の消化吸収をおだやかにする
	大豆たんぱく質	血中コレステロールを低下させる
	乳塩基性たんぱく質	骨密度を高める
ペプチド	カゼインホスホペプチド	カルシウムの吸収促進
	カゼインドデカペプチド かつお節オリゴペプチド ラクトトリペプチド	血圧上昇を抑制する
	グロビンたんぱく分解物	血清中性脂肪の上昇を抑制する
	リン脂質結合大豆ペプチド	コレステロールの吸収を抑制する

b. たんぱく質・ペプチド・アミノ酸

　たんぱく質，ペプチド，アミノ酸の中には，栄養的機能（一次機能）のほかに生体調節機能を有するものもあり，一部は特定保健用食品としても利用されている（表 6A-3）．最近では，食品たんぱく質の酵素処理による生理活性ペプチドの検索も行われている．

　分離大豆たんぱく質は，血中の LDL コレステロールを低下させる作用を有することが知られている．また，小麦アルブミンには，糖質の吸収をおだやかにする作用があると考えられている．

　牛乳中に見いだされたカゼインホスホペプチド（CPP）は，カルシウムの吸収を促進するペプチドである．CPP は，乳たんぱく質であるカゼインの加水分解によって得られ，構成アミノ酸のセリンにリン酸基が結合している．カルシウムは，酸性では可溶性があるが，小腸内では陰イオンなどと結合して不溶性になるため，吸収されにくくなる．CPPは親水性アミノ酸を多く含む可溶性ペプチドであることから，カルシウムが CPP のリン酸基にイオン結合すると，可溶化して吸収率が上昇する．

　高血圧を予防する作用を持つペプチドとして，かつお節の酵素分解によって調製されたかつお節オリゴペプチド，いわしに含まれるサーデンペプチド，発酵乳中に見いだされたラクトトリペプチド，カゼインの酵素分解により調製されるカゼインデカペプチドが知られており，特定保健用食品として認められている．これらのペプチドは，アンギオテンシン変換酵素（ACE）の活性を阻害することによって，血圧上昇ペプチドであるアンギオテンシン II の生成を抑制し，高血圧の予防に作用していると考えられている．高血圧の治療薬として ACE 阻害薬が用いられているが，医薬品に比べてこれらのペプチドの作用はおだやかなものである．

　動物性食品に含まれるカルノシンとアンセリンは，いずれも活性酸素消去能を有するペプチドで，生体内で発生する活性酸素の作用を抑制することによって，生活習慣病の発症を予防する作用があると考えられている．

　いかやたこに多く含まれるアミノ酸であるタウリンは，胆汁酸の分泌を促進することによってコレステロールの排泄を促進し，血中 LDL コレステロール濃度を低下させると考えられている．また，緑茶や発芽玄米などに多く含まれる γ-アミノ酪酸（GABA）には，血圧上昇抑制作用があると考えられている．

c. 脂 質

　多価不飽和脂肪酸は，生体膜を構成するリン脂質の構成脂肪酸として，生体膜の流動性や膜機能の維持に大きな影響を与える．また，生体膜リン脂質に存在する炭素数 20 個の不飽和脂肪酸（アラキドン酸，ジホモ-γ-リノレン酸，エイコサペンタエン酸（EPA，イコサペンタエン酸））からは，**エイコサノイド（イコサノイド）**といわれる**プロスタグランジン（PG）**，**トロンボキサン（TX）**，**ロイコトリエン（LT）**などの生理活性物質が生成され，さまざまな生理活性を持つ（**図 6A-5**）．基質となる脂肪酸の種類と産生される細胞の種類によって，血小板凝集と凝集抑制，血管拡張と弛緩，気管支弛緩と収縮など拮抗する作用を持つエイコサノイドが産生される．n-3 系脂肪酸である EPA は，n-6 系脂肪酸であるアラキドン酸に由来するエイコサノイドの働きを抑えることにより，血栓形成に抑制的に作用する．しかし，EPA の過剰摂取は血液凝固を抑制して出血しやすくし，脳出血などの発症を高める可能性がある．エイコサノイド産生のアンバランスは，血栓症，高血圧，動脈硬化などの発症原因になることから，基質となる不飽和脂肪酸の摂取バランスが重要である．

　リン酸エステル部分にコリンが結合した**ホスファチジルコリン（レシチン）**は，コリンの供給源として重要であるほか，その乳化作用によって血中のコレステロール濃度の上昇を抑制する作用がある．また，コリンから合成される**アセチルコリン**は，神経伝達物質として重要な働きをしている．

　豆類や種実類に多く含まれるβ-シトステロールやスチグマステロールなどの**植物ステロール**は，小腸におけるコレステロールの吸収を阻害する作用を持つ．その結果，血中 LDL コレステロール濃度の上昇を抑制し，動脈硬化を予防すると考えられている．植物

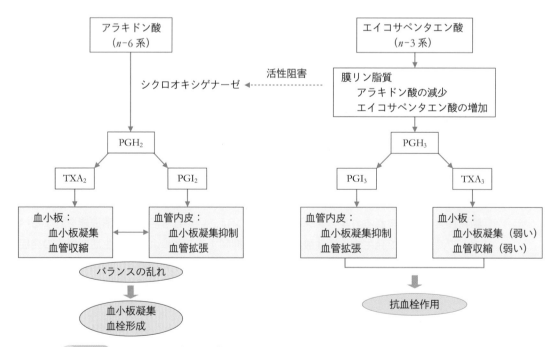

図 6A-5　アラキドン酸およびエイコサペンタエン酸からのエイコサノイドの産生
PG：プロスタグランジン，TX：トロンボキサン

ステロールを多く含む油脂は，特定保健用食品として認可されている．

d. ポリフェノール類

フェノールはベンゼン環に水酸基（ヒドロキシ基）が結合した物質で，それが複数つながった物質群を**ポリフェノール**と呼ぶ．植物性食品には，ポリフェノールが量的にも数的にも多く存在している．植物ポリフェノールは，広義の**フラボノイド**とそれ以外に大きく分けられる．フラボノイド以外の物質は，フェノール酸とフェニルプロパノイドに分けられ，植物性食品に最も大量に含まれているポリフェノールである**クロロゲン酸**は，後者のグループに属する．

食品中では，骨格構造（**アグリコン**）に糖が結合した**配糖体**として含まれていることが多いが，生体で生理活性を示すのはアグリコンである．血中では，グルクロン酸や硫酸との**抱合体**として存在することが多く，アグリコンは少量である．ポリフェノール類の吸収率は低く，代謝・排泄も速いことから，ゆるやかな生理活性を持つと考えられている．

ほとんどのポリフェノール類は抗酸化能を有するが，水酸基の数や結合位置により活性は異なり，低濃度でも強い抗酸化能を示すものが生体内での機能を持つ．さらにポリフェノール類の中には，さまざまな受容体たんぱく質に作用して遺伝子の発現を調節したり，酵素に直接作用して活性を調節したりする作用を有する成分もある．このような作用により，各種ポリフェノール類は動脈硬化，糖尿病，がんなどの予防に役立つものと考えられている．

赤ワインに含まれるポリフェノールの**レスベラトロール**は，「適当量の赤ワイン摂取が種々の心血管病の罹患率を下げる」とする，いわゆる「フレンチパラドックス」に関与する物質として注目され，心血管関連疾患の予防効果が期待されている．

セロリーやパセリに含まれる**ルテオリン**は，脂質過酸化抑制作用やがん細胞増殖抑制作用が報告されている．

だいずに含まれるイソフラボンである**ゲニスチン**や**ダイゼイン**は，女性ホルモンであるエストロゲンと構造が類似していることから，植物性エストロゲンと呼ばれる．生体内ではエストロゲン作用を補助し，カルシウムの吸収を促進して骨粗鬆症を予防することから，特定保健用食品として利用されているが，2006（平成18）年に，特定保健用食品としての大豆イソフラボンの1日上乗せ摂取量について，上限値が設定された．

たまねぎに含まれるフラボノールの**ケルセチン**では，活性酸素捕捉作用やがんの発生またはプロモーション抑制作用が報告されている．ケルセチンにルチノース（グルコースとラムノースの二糖類）が結合した配糖体の**ルチン**は，そばに豊富に含まれ，毛細血管拡張作用を持ち，高血圧や脳血管障害の予防になると考えられている．

黒豆，有色米，ぶどう，ブルーベリーなどに含まれる色素成分である**アントシアニン**（アントシアニジンの配糖体）には，血圧上昇抑制，毛細血管の増強，血栓生成抑制作用などがあると考えられている．

茶葉の渋味成分である**カテキン類**は，抗酸化能，血圧上昇抑制，脂質代謝改善，抗菌作用や発がん抑制作用を持つと考えられている．また，カテキンが体脂肪の蓄積を抑える可能性が報告されており，その機能性と示唆する表示が許可された特定保健用食品が販売されている．

うこんに含有する**クルクミン**は，鮮やかな黄色を示すことから食用色素として用いられるが，抗酸化能のほか，解毒作用や胆汁分泌促進により，肝機能の改善に効果がある．

e. カロテノイド類

カロテノイドとは，長鎖の共役二重結合構造（イソプレン骨格）を持つ化合物の総称で，自然界には600種類以上のカロテノイド類が存在しているが，ヒトが日常摂取するのは約40種類である．

α, β, γ-カロテンとクリプトキサンチンは，体内でビタミンAに変換されるプロビタミンAとしての機能が知られており，**β-カロテン**が最も活性が強い．

ほとんどすべてのカロテノイド類は体内で抗酸化能を示し，一重項酸素を特異的に消去する作用を持つ．トマトの赤色色素である**リコピン（リコペン）**が最も強い活性を示し，さけやえびに多い**アスタキサンチン**，かんきつ類に多い**クリプトキサンチン**，海藻類に多い**フコキサンチン**なども抗酸化作用がある．

また，カロテノイドの一部には，細胞分裂を制御して腫瘍細胞の増殖を抑制することが，動物実験で明らかにされている．

f. その他

にんにくやねぎなどに含まれる**硫化アリル類**には，殺菌作用，抗酸化能，発がん抑制作用を有することが報告されている．わさびやだいこんなどの辛味成分である**イソチオシアネート類**には，発がん抑制作用や血小板凝集阻害作用が報告されている．

とうがらしの辛味成分である**カプサイシン**は，食欲増進，発汗，血行促進などの生理作用を持ち，アドレナリンの分泌を促すことによってエネルギー代謝を亢進して，肥満予防に効果があると考えられている．こしょうの辛味成分のピペリンや，しょうがの辛味成分である**ジンゲロン**にも，同様の作用が見いだされている．

みかんなどのかんきつ類に含まれる**リモネン**などのテルペノイド類には，抗酸化作用，抗菌作用，抗がん作用が報告されている．また，**モノテルペン**である杜仲葉配糖体は，副交感神経へ作用して血圧降下に作用するとされており，特定保健用食品として認可されている．

練習問題

(1) 食品の機能性に関する記述である．正しいのはどれか．1つ選べ．
　① 食品の一次機能とは，生理調節機能のことである．
　② 食品の二次機能とは，エネルギー供給源としての機能をいう．
　③ 食品の三次機能とは，栄養機能のことである．
　④ 食品の嗜好性に関する機能は，四次機能に分類される．
　⑤ 食品中には，人体の恒常性を保つ成分が含まれている．

（2）食品成分の機能に関する記述である．正しいのはどれか．1つ選べ．

① 食物繊維には，整腸作用がある．

② エイコサペンタエン酸（EPA，イコサペンタエン酸）には，血糖値を下げる作用がある．

③ カロテンには，血圧上昇抑制効果がある．

④ リコピン（リコペン）には，腸内細菌叢を改善する作用がある．

⑤ カゼインホスホペプチド（CPP）には，ミネラルの吸収を抑制する作用がある．

B　保健機能食品

　　健康に対する関心の高まりなどを背景に，食品の三次機能を期待したさまざまな「健康食品」が販売されている．中には，その有効性が担保されないものや健康被害などを引き起こすものも出てきている．この状況に対して，国は，国民がそれぞれの食生活の状況に応じて適切にまた安全に食品の利用ができるよう，一定の規格基準および表示基準を定め，食品の安全性と有効性に関する適切な情報提供を目指している．

❶ 食品表示法と保健機能食品

　　保健機能食品とは，国が定めた安全性や有効性に関する基準等を満たし，その機能性を表示することが認められた食品である．保健機能食品には，**特定保健用食品**および**栄養機能食品**，**機能性表示食品**の3種類がある．これら食品の表示についてのルールを，**食品表示法**に基づき定められた**食事表示基準**において示し，「いわゆる健康食品」を含む一般食品と区分けしている（**図6B-1**（1））．

(1) 保健機能食品の位置付け

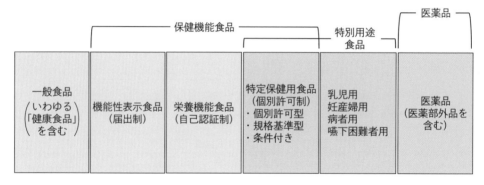

(2) 特別用途食品に付せられる消費者庁の許可証書

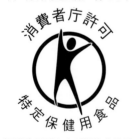

個別許可型および規格基準型
特定保健用食品

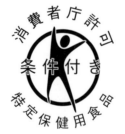

条件付き特定保健用食品

特別用途食品

図 6B-1　保健機能食品とは
［消費者庁：食品表示企画，健康や栄養に関する表示の制度について．をもとに著者作成］

a. 対象食品と表示事項

　対象となる食品は消費者向けに販売される加工食品及び生鮮食品としており、容器包装に入れられたものに限られている（食事表示基準第2条）。表示事項は保健機能食品ごとに決められている（**表6B-1**）。

b. 表示禁止事項

　保健機能食品以外の食品について、食品表示基準では表示禁止事項として次の表示が禁止されている。

- 保健機能食品でない食品における、保健機能食品と紛らわしい名称
- 栄養成分の機能や特定の保健の目的が期待できることを示す用語

表6B-1　保健機能食品における表示事項

特定保健用食品	栄養機能食品	機能性表示食品
・特定保健用食品であること[*1] ・許可を受けた表示の内容 ・（関与成分において栄養素等表示基準値が示されている場合）1日当たりの摂取目安量に含まれる関与成分の栄養素等表示基準値に占める割合	・栄養機能食品（当該栄養成分の名称） ・栄養成分の機能（**表6B-7**） ・消費者庁長官の個別の審査を受けたものではない旨 ・1日当たりの摂取目安量に含まれる当該栄養成分の量が、栄養素等表示基準値に占める割合 ・栄養素等表示基準値の対象年齢および基準熱量 ・特定の対象者に対する注意事項	・機能性表示食品であること ・機能性関与成分またはそれを含有する食品が有する機能性[*2] ・1日当たりの摂取目安量に含まれる機能性関与成分量[*2] ・届出番号 ・表示内容に責任を有する者の連絡先 ・機能性および安全性について国による評価を受けたものでない旨 ・疾病の診断、治療、予防を目的としたものではない旨 ・疾病に罹患している者は医師、医薬品を服用している者は医師、薬剤師に相談した上で摂取すべき旨 ・体調に異変を感じた際はすみやかに摂取を中止し医師に相談すべき旨 ・疾病に罹患している者、未成年者、妊産婦（計画しているものも含む）および授乳婦を対象にして開発されていない旨（加工食品のみ）
	・保存の方法（生鮮食品のみ）[*3]	

- 栄養成分表示[*4]
- 1日当たりの摂取目安量[*2]
- 摂取の方法[*2]
- 摂取する上での注意事項[*5]
- バランスの取れた食生活の普及啓発を図る文言
- 調理または保存の方法に関し特に注意を必要とするものにあっては当該注意事項[*2]

[*1] 条件付きの表示をする場合は「条件付き特定保健用食品」と表示する。
[*2] 機能性表示食品においては消費者庁に届け出た内容を表示する。
[*3] 常温保存以外の保存方法がない場合は省略可。
[*4] 特定保健用食品においては関与成分を含む。栄養機能食品および機能性表示食品においては、1日当たりの摂取目安量に含まれる量を表示する。
[*5] 栄養機能食品においては国が定めた定型文（**表6B-7**）、機能性表示食品においては消費者庁に届け出た内容を表示する。

[消費者庁：食品表示基準をもとに著者作成]

❷ 特定保健用食品

　　特定保健用食品とは，「特定の保健の用途」を表示して販売される食品である．「特定の保健の用途」の表示とは「お腹の調子を整える」等のことをいうが（**表6B-2**），これらは特別用途表示にあたる．よって，その表示をする場合には消費者庁長官の許可を受けなければならず（健康増進法第43条），特定保健用食品は特別用途食品の1つとなる（**図6B-1**）．表示許可においては，製品ごとに，その摂取が与える安全性および有効性が審査される（**図6B-2**）．**表6B-1**に特定保健用食品における表示事項を示すが，これらは許可された通りでなければならず，食品表示基準において義務表示と規定されている．

　　表6B-2に主な「特定の保健の用途」の表示とそれに関わる関与成分を示す．2021年9月現在，1,074品目が特定保健用食品としての表示許可を得ており，その保健の用途の

表 6B-2 特定保健用食品の機能と主な関与成分

表示内容		代表的な関与成分
おなかの調子を整える	オリゴ糖類	ガラクトオリゴ糖，キシロオリゴ糖，コーヒー豆マンノオリゴ糖，大豆オリゴ糖，フラクトオリゴ糖，乳果オリゴ糖など
	菌　類	*B.*ブレーベ・ヤクルト株，*L.*アシドフィルス CK92株，*L.*ヘルベティカス CK60株，LC1乳酸菌など
	食物繊維類	小麦ふすま，還元タイプ難消化性デキストリン，ポリデキストロース，サイリウム種皮など
お通じを良好に保つのに役立つ	お通じの改善	プロピオン酸菌による乳清発酵物，低分子化アルギン酸ナトリウム，難消化性デキストリン，乳果オリゴ糖など
	腸内環境を改善	乳果オリゴ糖
骨の健康維持に役立つ	カルシウムの吸収を高めるなど	CPP（カゼインホスホペプチド），CCM（クエン酸リンゴ酸カルシウム），ビタミンK_2，乳果オリゴ糖など
	カルシウムの維持に役立つなど	大豆イソフラボン
	骨密度を高める	乳塩基性たんぱく質
歯の健康維持に役立つ	歯を丈夫で健康にする	キシリトール，リン酸-水素カルシウム，CPP-ACP（乳たんぱく分解物），マルチトールなど
	虫歯の原因になりにくい	マルチトール，還元パラチノース，エリスリトール，茶ポリフェノール，緑茶フッ素，パラチノース，CPP-ACP（乳たんぱく分解物）など
	口内環境を整える	リン酸化オリゴ糖カルシウム（POs-Ca）
血圧が高めの方に適する		ラクトトリペプチド，杜仲葉配糖体（ゲニポシド酸など），サーデンペプチド，γ-アミノ酪酸，ゴマペプチドなど
血糖値が気になり始めた方あるいは血糖値の気になる方に適する		グァバ葉ポリフェノール，難消化性デキストリン，小麦アルブミン
中性脂肪が気になる方に適する	中性脂肪が気になる方	βコングリシニン
	血中中性脂肪が高めの方	ウーロン茶重合ポリフェノール，DHA（ドコサヘキサエン酸），EPA（エイコサペンタエン酸），難消化性デキストリン，高分子紅茶ポリフェノールなど
	脂肪の多い食事を摂りがちな方	グロビンたんぱく分解物，難消化性デキストリン，モノグリコシルヘスペリジン
コレステロールが気になる方あるいはコレステロールが高めの方に適する		キトサン，サイリウム種皮，植物ステロール，大豆たんぱく質，低分子化アルギン酸ナトリウムなど
体脂肪が気になる方に適する		茶カテキン，中鎖脂肪酸，コーヒー豆マンノオリゴ糖，クロロゲン酸類，ウーロン茶重合ポリフェノール，ケルセチン配糖体など

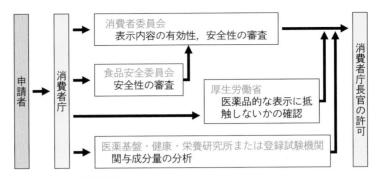

図 6B-2 特定保健用食品の許可までの流れ
[消費者庁：特定保健用食品に関する質疑応答集をもとに著者作成]

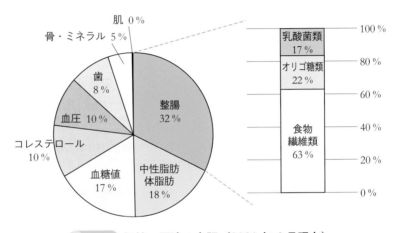

図 6B-3 保健の用途の内訳（2021 年 4 月現在）
[公益財団法人 日本健康・栄養食品協会：[トクホ] ごあんない 2021 年版より引用]

内訳は**図 6B-3** のようになっている．許可品目の検索は消費者庁のウェブサイト（https://www.caa.go.jp/policies/policy/food_labeling/foods_for_specified_health_uses/）から，随時，可能になっている．

　「特定の保健の用途」は健康の維持・増進に役立つことであり，「疾病リスクを低減すること」も含まれる（ただし，明らかに医薬品と誤認されるおそれがあるものは除かれる）．関与成分の中でも，疾病リスクを低減することが医学的・栄養学的に確立されているものについては，その情報を消費者に明確に提供するために，特定保健用食品として疾病リスクの低減表示が認められている．

a. 疾病リスクの低減表示

　現在，「若い女性のカルシウム摂取と将来の骨粗鬆症になるリスクの関係」および「女性の葉酸摂取と神経管閉鎖障害を持つ子どもが生まれるリスクの関係」の 2 つについて，疾病リスクの低減表示が可能となっている．ゆえにカルシウムおよび葉酸については**表 6B-3** に示す表示を許可・承認するとともに，注意喚起を図る表示をすることが義務付けられている．

表 6B-3 特定保健用食品における疾病リスク低減表示について

関与成分	特定の保健の用途に係る表示	摂取をする上での注意事項	1日摂取目安量の下限値	1日摂取目安量の上限値
カルシウム（食品添加物公定書等に定められたもの，または食品等として人が摂取してきた経験が十分に存在するものに由来するもの）	この食品はカルシウムを豊富に含みます．日頃の運動と適切な量のカルシウムを含む健康的な食事は，若い女性が健全な骨の健康を維持し，歳をとってからの骨粗鬆症になるリスクを低減するかもしれません．	一般に疾病はさまざまな要因に起因するものであり，カルシウムを過剰に摂取しても骨粗鬆症になるリスクがなくなるわけではありません．	300 mg	700 mg
葉酸（プテロイルモノグルタミン酸）	この食品は葉酸を豊富に含みます．適切な量の葉酸を含む健康的な食事は，女性にとって，二分脊椎などの神経管閉鎖障害を持つ子どもが生まれるリスクを低減するかもしれません．	一般に疾病はさまざまな要因に起因するものであり，葉酸を過剰に摂取しても神経管閉鎖障害を持つ子どもが生まれるリスクがなくなるわけではありません．	400 μg	1,000 μg

［消費者庁：特定保健用食品に関する質疑応答集，別表より引用］

表 6B-4 特定保健用食品としての許可・承認要件

(1) 食生活の改善が図られ，健康の維持増進に寄与することが期待できるものであること
(2) 食品または関与成分について，表示しようとする保健の用途に係る科学的根拠が医学的，栄養学的に明らかにされていること
(3) 食品または関与成分についての適切な摂取量が医学的，栄養学的に設定できるものであること．
(4) 食品または関与成分が，添付資料等からみて安全なものであること．
(5) 関与成分について，次の事項が明らかにされていること．ただし，合理的理由がある場合を除く．
　ア　物理学的，化学的および生物学的性状ならびにその試験方法
　イ　定性および定量試験方法
(6) 食品または関与成分が，ナトリウムもしくは糖類等を過剰摂取させることとなるものまたはアルコール飲料ではないこと．
(7) 同種の食品が一般に含有している栄養成分の組成を著しく損なったものでないこと．
(8) 日常的に食される食品であること．
(9) 食品または関与成分が，「無承認無許可医薬品の指導取締りについて」（昭和46年6月1日付け薬発第476号厚生省薬務局長通知）の別紙「医薬品の範囲に関する基準」の別添2「専ら医薬品として使用される成分本質（原材料）リスト」に含まれるものでないこと．

［消費者庁：特定保健用食品に関する質疑応答集，別表より引用］

b. 特定保健用食品の許可・承認までの流れと分類

　特定保健用食品としての許可・承認を得るために申請された食品は，その安全性と「特定の保健の目的」に関わる表示内容の有効性が製品ごとに審査される（図6B-2）．ゆえに，原則，特定保健用食品は個別許可型となる．その中で，現在，特定保健用食品には，規格基準型と条件付き特定保健用食品も認められている．

1）規格基準型特定保健用食品

　表6B-4に示すように，許可件数が多く，科学的根拠が蓄積した関与成分については，規格基準を作成している．その基準への適合性が消費者庁において審査され，消費者委員会および食品安全委員会の審査を省略した特定保健用食品を，規格基準型としている．現在，規格基準が作成されているのは食物繊維とオリゴ糖である（表6B-5）．難消化性デキストリンのように，同一の関与成分が複数の規格基準を満たす場合があるが，それらの保健の用途を表示することはできない．複数の保健の用途を表示する際は，消費者委員会

表 6B-5　規格基準型特定保健用食品の関与成分

区　分	関与成分	1日摂取目安量(g)	表示できる保健の用途	摂取上の注意事項
I（食物繊維）	難消化性デキストリン（食物繊維として）	3～8	○○（関与成分）が含まれているのでおなかの調子を整えます.	摂り過ぎあるいは体質・体調によりおなかがゆるくなることがあります. 多量摂取により疾病が治癒したり，より健康が増進するものではありません. 他の食品からの摂取量を考えて適量を摂取して下さい.
	ポリデキストロース（食物繊維として）	7～8		
	グアーガム分解物（食物繊維として）	5～12		
II（オリゴ糖）	大豆オリゴ糖	2～6	○○（関与成分）が含まれておりビフィズス菌を増やして腸内の環境を良好に保つので，おなかの調子を整えます.	摂り過ぎあるいは体質・体調によりおなかがゆるくなることがあります. 多量摂取により疾病が治癒したり，より健康が増進するものではありません. 他の食品からの摂取量を考えて適量を摂取して下さい.
	フラクトオリゴ糖	3～8		
	乳果オリゴ糖	2～8		
	ガラクトオリゴ糖	2～5		
	キシロオリゴ糖	1～3		
	イソマルトオリゴ糖	10		
III（難消化性デキストリン）	難消化性デキストリン（食物繊維として）	4～6*	食物繊維（難消化性デキストリン）の働きにより，糖の吸収をおだやかにするので，食後の血糖値が気になる方に適しています.	血糖値に異常を指摘された方や，糖尿病の治療を受けておられる方は，事前に医師などの専門家にご相談の上，お召し上がり下さい. 摂り過ぎあるいは体質・体調によりおなかがゆるくなることがあります. 多量摂取により疾病が治癒したり，より健康が増進するものではありません.
IV（難消化性デキストリン）	難消化性デキストリン（食物繊維として）	5*	食事から摂取した脂肪の吸収を抑えて排出を増加させる食物繊維（難消化性デキストリン）の働きにより，食後の血中中性脂肪の上昇をおだやかにするので，脂肪の多い食事を摂りがちな方，食後の中性脂肪が気になる方の食生活の改善に役立ちます.	摂り過ぎあるいは体質・体調によりおなかがゆるくなることがあります. 多量摂取により疾病が治癒したり，より健康が増進するものではありません. 他の食品からの摂取量を考えて適量を摂取して下さい.

*1日1回食事とともに摂取する目安量
［消費者庁：特定保健用食品について，別表より引用］

における有効性についての審査を受けなければならない.

2）条件付き特定保健用食品

　有効性に関して特定保健用食品が要求する科学的根拠のレベルには届かないものの，一定の効果が確認されるものを（**表6B-6**），条件付き特定保健用食品として区別している.つまり条件付き特定保健用食品は有効性の科学的根拠が限定的であるため，その点を表示することが義務付けられており，許可・承認証も異なる（**図6B-1**（2））.ただし，条件

表 6B-6 条件付き特定保健用食品における科学的根拠の考え方

試　験　　　作用機序	無作為化比較試験		非無作為化比較試験（危険率 5 % 以下）	対照群のない介入試験（危険率 5 % 以下）
	危険率 5 % 以下	危険率 10 % 以下		
明　確	特定保健用食品	条件付き特定保健用食品	条件付き特定保健用食品	
不明確	条件付き特定保健用食品	条件付き特定保健用食品		

［消費者庁：特定保健用食品制度の概要より引用］

　付き特定保健用食品は，科学的根拠が十分でなく特定保健用食品の許可等を受けることができなかったというものではなく，条件付き特定保健用食品として申請され，**図 6B-2** に従って審査されたものである．

❸ 栄養機能食品

　栄養機能食品とは，特定の栄養成分の補給のために利用される食品で，栄養成分の機能性を表示するものをいう．特別用途食品や添加物は対象外となっている．現在，機能の表示ができる栄養成分は，6 種類のミネラルと 13 種類のビタミン，n-3 系脂肪酸となっている（**表 6B-7**）．

　1 日当たりの摂取目安量に含まれる栄養成分量が，国が定めた上・下限値の規格基準に適合していれば，その栄養成分がもつ機能性について定められた表示が可能となる．国への許可申請や届出の必要はなく，栄養機能食品として販売できる．ただし機能の表示を行う栄養成分の量は，食品表示基準別表第 9 に定められた方法により得られた値でなければならず，合理的な推定による値の表示は認められていない．

a. 表示事項

　栄養機能食品では栄養機能表示だけでなく，注意喚起表示等も表示しなければならない（**表 6B-1**）．またこれらの定められた文面に変化を加えたり，省略したりすることは認められていない．ただし，1 つの食品で複数の栄養成分について表示する際，栄養成分の機能や注意喚起表示が同一の場合は，まとめて記載することが可能となっている．

　生鮮食品においては，加熱等により栄養成分が大きく変化が生じるものがある．そのような食品については，機能を表示する栄養成分の量が下限値の範囲内にあることを担保する調理法を，「その他」として表示する必要がある．

　なお食品表示基準では，これらの栄養機能食品における栄養成分の機能の表示は任意表示としている．

b. 表示禁止事項

　次の用語は表示禁止事項となっている．

・**表 6B-7** にある栄養成分以外の成分の機能性を示す用語
・「ダイエットできます」などの特定の保健の目的が期待できる旨を示す用語

表 6B-7　栄養機能食品の規格基準

栄養成分		1日当たりの摂取目安量に含まれる栄養成分量		栄養機能表示	注意喚起表示
		下限値	上限値		
ミネラル類	亜　鉛	2.64 mg	15 mg	亜鉛は，味覚を正常に保つのに必要な栄養素です． 亜鉛は，皮膚や粘膜の健康維持を助ける栄養素です． 亜鉛は，たんぱく質・核酸の代謝に関与して，健康の維持に役立つ栄養素です．	本品は，多量摂取により疾病が治癒したり，より健康が増進するものではありません．亜鉛の摂りすぎは，銅の吸収を阻害するおそれがありますので，過剰摂取にならないよう注意してください．1日の摂取目安量を守ってください．乳幼児・小児は本品の摂取を避けてください．
	カリウム*	840 mg	2,800 mg	カリウムは，正常な血圧を保つのに必要な栄養素です．	本品は，多量摂取により疾病が治癒したり，より健康が増進するものではありません．1日の摂取目安量を守ってください． 腎機能が低下している方は本品の摂取を避けてください．
	カルシウム	204 mg	600 mg	カルシウムは，骨や歯の形成に必要な栄養素です．	本品は，多量摂取により疾病が治癒したり，より健康が増進するものではありません．1日の摂取目安量を守ってください．
	鉄	2.04 mg	10 mg	鉄は，赤血球を作るのに必要な栄養素です．	
	銅	0.27 mg	6 mg	銅は，赤血球の形成を助ける栄養素です． 銅は，多くの体内酵素の正常な働きと骨の形成を助ける栄養素です．	本品は，多量摂取により疾病が治癒したり，より健康が増進するものではありません．1日の摂取目安量を守ってください．乳幼児・小児は本品の摂取を避けてください．
	マグネシウム	96 mg	300 mg	マグネシウムは，骨や歯の形成に必要な栄養素です． マグネシウムは，多くの体内酵素の正常な働きとエネルギー産生を助けるとともに，血液循環を正常に保つのに必要な栄養素です．	本品は，多量摂取により疾病が治癒したり，より健康が増進するものではありません．多量に摂取すると軟便（下痢）になることがあります．1日の摂取目安量を守ってください．乳幼児・小児は本品の摂取を避けてください．
ビタミン類	ナイアシン	3.9 mg	60 mg	ナイアシンは，皮膚や粘膜の健康維持を助ける栄養素です．	本品は，多量摂取により疾病が治癒したり，より健康が増進するものではありません．1日の摂取目安量を守ってください．
	パントテン酸	1.44 mg	30 mg	パントテン酸は，皮膚や粘膜の健康維持を助ける栄養素です．	
	ビオチン	15 μg	500 μg	ビオチンは，皮膚や粘膜の健康維持を助ける栄養素です．	
	ビタミンA	231 μg	600 μg	ビタミンAは，夜間の視力の維持を助ける栄養素です． ビタミンAは，皮膚や粘膜の健康維持を助ける栄養素です．	本品は，多量摂取により疾病が治癒したり，より健康が増進するものではありません．1日の摂取目安量を守ってください． 妊娠3ヵ月以内または妊娠を希望する女性は過剰摂取にならないよう注意してください．

*過剰摂取のリスク（腎機能低下者において最悪の場合，心停止）を回避するため，錠剤，カプセル剤の食品は対象外とする．

（つづく）

表 6B-7 つづき

栄養成分		1 日当たりの摂取目安量に含まれる栄養成分量		栄養機能表示	注意喚起表示
		下限値	上限値		
ビタミン類	ビタミン B$_1$	0.36 mg	25 mg	ビタミン B$_1$ は，炭水化物からのエネルギー産生と皮膚や粘膜の健康維持を助ける栄養素です．	本品は，多量摂取により疾病が治癒したり，より健康が増進するものではありません．1 日の摂取目安量を守ってください．
	ビタミン B$_2$	0.42 mg	12 mg	ビタミン B$_2$ は，皮膚や粘膜の健康維持を助ける栄養素です．	
	ビタミン B$_6$	0.39 mg	10 mg	ビタミン B$_6$ は，たんぱく質からのエネルギー産生と皮膚や粘膜の健康維持を助ける栄養素です．	
	ビタミン B$_{12}$	0.72 μg	60 μg	ビタミン B$_{12}$ は，赤血球の形成を助ける栄養素です．	
	ビタミン C	30 mg	1,000 mg	ビタミン C は，皮膚や粘膜の健康維持を助けるとともに，抗酸化作用を持つ栄養素です．	
	ビタミン D	1.65 μg	5.0 μg	ビタミン D は，腸管でのカルシウムの吸収を促進し，骨の形成を助ける栄養素です．	
	ビタミン E	1.89 mg	150 mg	ビタミン E は，抗酸化作用により，体内の脂質を酸化から守り，細胞の健康維持を助ける栄養素です．	
	ビタミン K	45 μg	150 μg	ビタミン K は，正常な血液凝固能を維持する栄養素です．	本品は，多量摂取により疾病が治癒したり，より健康が増進するものではありません．1 日の摂取目安量を守ってください．血液凝固阻止薬を服用している方は本品の摂取を避けてください．
	葉酸	72 μg	200 μg	葉酸は，赤血球の形成を助ける栄養素です．葉酸は，胎児の正常な発育に寄与する栄養素です．	本品は，多量摂取により疾病が治癒したり，より健康が増進するものではありません．1 日の摂取目安量を守ってください．本品は，胎児の正常な発育に寄与する栄養素ですが，多量摂取により胎児の発育が良くなるものではありません．
n-3 系脂肪酸		0.6 g	2.0 g	n-3 系脂肪酸は，皮膚の健康維持を助ける栄養素です．	本品は，多量摂取により疾病が治癒したり，より健康が増進するものではありません．1 日の摂取目安量を守ってください．

［消費者庁：食品表示基準，別表第 11 より引用］

❹ 機能性表示食品

　　機能性表示食品とは，事業者の責任において，科学的根拠に基づいた機能性を表示する食品で，販売日の 60 日前まで，安全性および機能性の根拠に関する情報などを消費者庁長官へ届け出られたものをいう．特定保健用食品（トクホ）と異なり，国が審査を行わないためその旨を表示するとともに（**表 6B-1**），事業者は自らの責任において，科学的根

拠をもとに適正な表示を行わなければいけない．ゆえに，表示内容に責任を有する者の連絡先も表示事項となっている．これらの機能性表示食品における表示事項は，食品表示基準において義務表示として提示されている．

a. 対象から除かれる食品

機能性表示食品においては，以下の食品を表示対象外としている．
・特別用途食品および栄養機能食品
・アルコールを含有する飲料（アルコール分 1 度未満のものを含む），ただし，十分な加熱を前提とし，アルコールの摂取につながらないことが確実な食品は対象外とはならない．
・栄養素の過剰な摂取につながる食品

b. 対象者

機能性表示食品の対象者は，疾病に罹患していない者で，未成年および妊産婦（妊娠を計画している者を含む），授乳婦を除くとしており，加工食品では表示事項となっている（**表6B-1**）．なお「疾病に罹患していない」とは境界域までとし，診断基準で軽症以上と判定されるものはそれには該当しない．

c. 機能性関与成分

表示の機能性を担う成分を機能性関与成分という．すなわち，機能性関与成分は特定の保健の目的に資する成分のことをいうが，疾病リスクの低減に関わるものは除かれる．また食事摂取基準に摂取基準が策定されている栄養素，また**表6B-7**にある成分も対象外としている．

d. 表示禁止事項

機能性表示食品において以下の用語は表示禁止となっている．
・疾病の治療効果または予防効果を標榜する用語
　（例）「花粉症に効果あり」，「糖尿病の方におすすめです」等
・消費者庁長官に届け出た機能性関与成分以外の成分を強調する用語（強調する用語とは「○○たっぷり」「△△強化」のような表示）
・消費者庁長官の評価，許可等を受けたものと誤認させるような用語
・**表6B-7**に掲げる栄養成分の機能を示す用語

消費者庁では機能性表示食品の届出情報を提供している（https://www.caa.go.jp/policies/policy/food_labeling/foods_with_function_claims/search/）．

練 習 問 題

（1）栄養機能食品に関する記述である．正しいのはどれか．1つ選べ．

① 消費者庁長官への届出が必要である．

② 生鮮食品は，栄養成分の機能の表示ができない．

③ n-3 系脂肪酸は，栄養成分の機能の表示ができる．

④ 特別用途食品の1つとして位置付けられている．

⑤ 個別の食品の安全性について，国による評価を受ける必要がある．

（2）機能性表示食品に関する記述である．正しいのはどれか．1つ選べ．

① 特別用途食品の1つとして位置付けられている．

② 機能性および安全性について国による評価を受けたものではない．

③ 販売後 60 日以内に，消費者庁長官に届け出なければならない．

④ 疾病の予防を目的としている．

⑤ 容器包装の表示可能面積が小さい場合，栄養成分表示を省略できる．

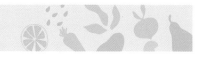

参考図書

● **第 1 章 序 論**

1) 中田哲也「食料の総輸入量・距離（フード・マイレージ）とその環境に及ぼす負荷に関する考察」農林水産レビュー No11, 2004

● **第 2 章 食品の主要成分**

A. 水 分

1) 中山 勉, 和泉秀彦 (編)：食品学 I ―食品の化学・物性と機能性, 第 3 版, 南江堂, 2017

2) 野口 駿：食品と水の科学, 幸書房, 1992

3) 西尾元宏：新版 有機化学のための分子間力入門, 講談社サイエンティフィク, 2009

C. 炭水化物

1) 加藤博通ほか：新農産物利用学, 朝倉書店, 1987

2) 森田潤司, 成田宏史 (編)：食品学総論, 第 3 版, 化学同人, 2016

3) 池田清和, 柴田克己 (編)：食べ物と健康 1, 第 3 版, 化学同人, 2016

D. 脂 質

1) 寺尾純二, 村上 明 (編)：食品学総論―食品の成分と機能, 中山書店, 2018

2) 久保田紀久枝, 森光康次郎 (編)：食品学―食品成分と機能性, 第 2 版, 東京化学同人, 2021

3) 石崎泰樹, 丸山 敬 (監訳)：イラストレイテッド生化学 原書 7 版, 丸善出版, 2019

4) 河野雅弘, 小澤俊彦, 大倉一郎 (編)：抗酸化の科学, 化学同人, 2019

5) 板倉弘重, 近藤和雄 (編)：分子栄養学, 東京化学同人, 2019

E. ビタミン

1) 久保田紀久枝, 森光康次郎 (編)：食品学―食品成分と機能性, 第 2 版, 東京化学同人, 2021

2) 辻 英明, 海老原清 (編)：食品学総論―食べ物と健康, 第 2 版, 講談社, 2007

3) 水品善之ほか (編)：食品学 I ―食品の成分と機能を学ぶ, 羊土社, 2015

4) 香川明夫 (監)：八訂日本食品標準成分表 2020 年版, 2021

5) 香川明夫 (監)：八訂日本食品標準成分表 2020 年版, 女子栄養大学出版部, 2021

F. ミネラル (無機質)

1) 中山 勉, 和泉秀彦 (編)：食品学 II ―食品の分類と利用法, 第 3 版, 南江堂, 2017

2) 菅原龍幸 (監)：新版食品学 I・II, 建帛社, 2016

3) 伊藤貞嘉, 佐々木 敏 (監)：日本人の食事摂取基準 (2020 年版), 第一出版, 2020

4) 香川明夫 (監)：八訂日本食品標準成分表 2020 年版, 女子栄養大学出版部, 2021

5) 全国調理師養成施設協会 (編)：最新食品標準成分表, 全国調理師養成施設協会, 2016

6) 木村修一, 吉田 昭 (編)：食品栄養学, 文永堂, 1994

7) 鈴木泰夫, 田主澄三：食品の微量元素含量表, 第一出版, 1999

8) 池 成圭：ミネラルの作用と利用, Food Style 21, 6(8), 食品化学新聞社, 2002

9）山口賢次：微量元素，食の科学 164，光琳，1991

10）桜井　弘：ミネラルの利用と生体機能，フードケミカル，17(4)，食品化学新聞社，2001

● **第3章　食品の嗜好成分**

A. 色の成分

1）中山　勉，和泉秀彦（編）：食品学Ⅰ—食品の化学・物性と機能性，第 3 版，南江堂，2017

2）高宮和彦ほか（編）：色から見た食品のサイエンス，サイエンスフォーラム，2004

B. 味の成分

1）伏木　亨（編著）：食品と味，光琳，2003

2）日本化学会（編）：味とにおいの化学，学会出版センター，1976

3）石倉俊治：食品のおいしさの科学，南山堂，1992

4）福場博保，小林彰夫（編）：調味料・香辛料の事典，朝倉書店，1991

5）吉積智司ほか：甘味の系譜とその科学，光琳，1986

C. 香りの成分

1）日本香料協会（編）：「食べ物」香り百科事典，朝倉書店，2006

2）日本化学会（編）：味とにおいの化学，学会出版センター，1976

3）石倉俊治：食品のおいしさの科学，南山堂，1992

4）福場博保，小林彰夫（編）：調味料・香辛料の事典，朝倉書店，1991

5）櫻井芳人（監）：新・櫻井総合食品事典，同文書院，2012

● **第4章　食品成分の反応**

A. 化学的変化

1）木村　進（編著）：食品の変色の化学，光琳，1995

B. 酵素的変化

1）川嵜敏祐（監）：レーニンジャーの新生化学，第 7 版，廣川書店，2019

2）田宮信雄ほか（共訳）：ヴォート基礎生化学，第 5 版，東京化学同人，2017

3）清水孝雄（監訳）：イラストレイテッド ハーパー生化学，原書 30 版，丸善，2016

4）太田英明ほか（編）：食べ物と健康 食品の加工，増補，南江堂，2016

● **第5章　食品の物性**

1）種谷真一：食品の物理，槇書店，1989

2）川端晶子：食品物性学，建帛社，1989

3）熊谷　仁ほか：食品工学入門，アイ・ケイコーポレーション，2005

4）西成勝好，矢野俊正（編）：食品ハイドロコロイドの科学，朝倉書店，1990

5）松野隆一，矢野俊正（編）：食品物理化学，文永堂出版，1996

● **第6章　食品の機能性**

A. 食品の機能

1）栄養機能化学研究会（編）：栄養機能化学，第 3 版，朝倉書店，2015

2）寺尾純二ほか：三訂食品機能学，光生館，2016

3）久保田紀久枝，森光康次郎（編）：食品学─食品成分と機能性，東京化学同人，2016

4）室田誠逸（編）：これだけは知っておきたいアラキドン酸カスケード Q&A，医薬ジャーナル社，2002

B. 保健機能食品

1）消費者庁：食品表示企画．健康や栄養に関する表示の制度について．
https://www.caa.go.jp/policies/policy/food_labeling/（最終アクセス 2021 年 9 月 24 日）

2）消費者庁：特定保健用食品について．特定保健用食品制度の概要．
https://www.caa.go.jp/policies/policy/food_labeling/foods_for_specified_health_uses/
（最終アクセス 2021 年 11 月 18 日）

●第1章　序　論

(1)　③

① フードマイレージは，食糧の輸入量に輸送距離を乗じた値である．

② 地産地消により，フードマイレージは低下する．

④ 食糧自給率の向上により，フードマイレージは低下する．

⑤ 食糧ロス率とフードマイレージには関係はない．

●第2章　食品の主要成分

A. 水　分

(1)　⑤

① 食品の蒸気圧を純粋の蒸気圧で除した数値を水分活性という．

② 自由水のほうが溶媒としての機能を持ち，微生物に利用されやすい．

③ 可溶性成分の量が同じでも，食塩とショ糖の場合では水分活性が異なる．

④ 単分子層の水は自由水よりも凍りにくい．

(2)　④

① 105 ℃ですばやく乾燥し，乾燥の前後の重量差をもって推定する．

② 食品の蒸気圧（P）を純粋の蒸気圧（P_0）で除して得た値（P/P_0）で示される．

③ 水和しやすい物質は食品の自由水含量を低下させる．

⑤ 一般に，食品中の水分量と温度が同一であっても，食品の種類が異なれば異なった水分活性になる．

(3)　③

① 水はほかの液体物質と比べて，蒸発熱，融解熱，表面張力，熱容量，熱伝導率，溶解能，などがいずれも大きい．

② 水素結合は，負の電荷を帯びた酸素原子の非共有電子対にほかの水分子の正電荷を帯びた水素原子が引き付け合って形成する結合である．

④ 1個の水分子は，ほかの水分子4個と水素結合を形成する．

⑤ 電子レンジは電磁波で食品内部に含まれる水分子を強く振動させてその振動エネルギーを熱エネルギーに変えるため，食品全体が急速に高温になる．

B. たんぱく質

(1)　④

① 冷凍や乾燥によりたんぱく質は変性する．

② たんぱく質の変性は二次構造以上の変化をいう．

③ たんぱく質の凝固はその濃度，pH，塩濃度に依存する．

⑤ 水酸基ではなくカルボキシ基．

(2)　①：グリシンにL，Dの異性体はない．

(3)　②：60 ～ 80 ％のエタノールに溶けるのはプロラミンである．

C. 炭水化物

(1) ③

① ケトースも還元性を示す.

② 鏡像異性体は比旋光度が異なり,また多くの場合では生物学的性質も異なる.

④ グリコシド結合は糖どうしをつなぐアセタール結合である.

⑤ アルカリ処理ではなく還元処理によって得ることができる.

(2) ②

① スクロースは還元末端を持たない非還元糖である.

③ カップリングシュガーはスクロースにグルコースやマルトースなどを結合させたものである.

④ ラクトースは乳にしか含まれない.だいずはスクロース以外のオリゴ糖としてラフィノースとスタキオースが含まれる.

⑤ トレハロースはきのこや昆虫など,天然にも存在する.

(3) ④

① この中ではイヌリンのみがフルクトースから構成される多糖である.

② α-デンプンは高温のまま乾燥させると老化を防ぐことができる.

③ 水溶性食物繊維は水に溶ける.

⑤ セルロースはヨウ素-デンプン反応は起こさない.

D. 脂　質

(1) ③

① モノエン酸はポリエン酸より自動酸化されにくい.オリーブ油は酸化安定性のよい油脂である.

② 天然油脂を構成する不飽和脂肪酸の二重結合はほとんどシス型であるが,マーガリンやショートニングでは加工中にトランス型の二重結合を持った脂肪酸が一部生じる.

④ 脂肪酸がグリセロールにエステル結合したトリアシルグリセロールである.

⑤ 卵黄レシチンが乳化剤として働いている.

(2) ⑤

① 正しくは 18:2

② 正しくは n-3

③ 正しくは n-6

④ 正しくは 20:5

(3) ②

① 反応はラジカル反応により,連鎖的に進行する.

③ 不飽和脂肪酸から水素原子(水素ラジカル)が脱離する.

④ ビタミン E などの天然抗酸化剤が用いられることがある.

⑤ アルデヒド,ケトンなどのカルボニル化合物が発生する.

(4) ④

① 酸化重合物量ではなく遊離脂肪酸

② 揮発性カルボニル化合物量ではなく過酸化物

③ 遊離脂肪酸量ではなくエステル結合型脂肪酸量

⑤ カルボニル価は,コレステロール量ではなく脂質過酸化二次生成物であるアルデヒドや

ケトンなどのカルボニル化合物量を測定する方法である.

(5) ④

① オレイン酸ではなくリノール酸やα-リノレン酸など

② 鎖長延長酵素と不飽和化酵素によりアラキドン酸が生成する.

③ スフィンゴシンではなくプロスタグランジンあるいはロイコトリエン，トロンボキサンが正しい.

⑤ 植物性ステロールはコレステロールと異なり生体吸収されにくい.

E. ビタミン

(1) ③

① 野菜に含まれるビタミンKは，主にフィロキノンである.

② β-カロテンのプロビタミンA活性は，β-クリプトキサンチンの2倍である.

④ ビタミンAの欠乏症は，夜盲症である.

⑤ エルゴステロールは，紫外線照射によりビタミンD_2に変換する.

(2) ④

① ビオチンは，卵白中のアビジンと結合する.

② ビタミンB_{12}は，動物性食品に含まれる.

③ トリプトファンは，生体内でナイアシン合成に用いられる.

⑤ L-デヒドロアスコルビン酸は，ビタミンCの酸化型である.

(3) ①

② ビタミンEの中で生体内に最も多く存在するのは，α-トコフェロールである.

③ パントテン酸は，補酵素A（CoA）の構成成分である.

④ ナイアシンは，生体内でNADおよびNADPとなる.

⑤ ビタミンKは，腸内細菌により合成される.

F. ミネラル（無機質）

(1) ①

② 小魚類や牛乳，乳製品などに多く含まれ，骨の形成に関与するのはカルシウムである.

③ カリウムは細胞内に，ナトリウムは細胞外に多く存在する.

④ 体内で甲状腺ホルモンの合成に利用されるのはヨウ素である.

⑤ 欠乏すると味覚障害などが起こるのは亜鉛である.

(2) ⑤

① 食品や人体には約30種の必須元素が存在し，ミネラルは約4％を占める.

② 食品中に含まれるフィチン酸は，カルシウムの吸収を阻害する.

③ ナトリウムは，細胞外に多く存在する.

④ クロロフィルはマグネシウムを含む.

(3) ③

① 鉄の吸収を高める物質は，ビタミンCなどである.

② 清涼飲料水の酸味料など食品添加物として広く使われるのはリンである.

④ ビタミンB_{12}がコバルトを含む.

⑤ カルシウムの吸収を手助けするものとしてビタミンD，クエン酸などがある.

(4) ④

① 酸化酵素の活性化に関わり，糖質や脂質の代謝を助けるのはモリブデンである.

② 造血機能に関わる酵素成分で，乳児用ミルクに添加が認められているのは銅である．

③ ナトリウムは植物性食品に少なく，動物性食品に多い．

⑤ 非ヘム鉄はヘム鉄よりも吸収されにくい．

● 第3章　食品の嗜好成分

A. 色の成分

(1)　⑤

① リコピンはビタミンA効力を持たないカロテノイドである．

② すいかの赤色はカロテノイドのリコピンである．

③ クルクミンはうこん（ターメリック）由来である．

④ 紅茶の赤色はカテキンが酵素的に酸化して生成したものである．

(2)　②

① 生肉を空気にさらすと切口が鮮赤色を呈するのは，酸素分子がミオグロビンに結合してオキシミオグロビンになるためである．

③ アスタキサンチンはカロテノイドである．

④ 卵黄の黄色は，主として飼料から移行したカロテノイドである．

⑤ すみの黒色のメラニンは，チロシンなどのフェノール類の酸化反応やカップリング反応により生成したものである．

B. 味の成分

(1)　③

① 甘味が増すのは，対比効果による．

② 低温になると，甘味度の高い β-フルクトースの占める割合が多くなる．

④ しいたけのうま味は $5'$-グアニル酸，肉類のうま味は $5'$-イノシン酸である．

⑤ 黒からしの辛味物質はミロシナーゼの作用により二次的に生成するが，こしょうの辛味物質はこの香辛料中にもともと含まれている．

(2)　③

① ステビオシドは，ステビアの葉から得られる甘味料である．

② コハク酸は貝類や清酒中に含まれる酸味物質であり，うま味物質としても作用する．

④ ピペリンは，こしょうの辛味物質である．

⑤ ナリンギンは，なつみかんの苦味物質である．

C. 香りの成分

(1)　①

② ピラジン類は，アミノ-カルボニル反応の終期段階で生成する（ストレッカー分解によって生じるアミノレダクトンが縮合，閉環し，ピラジン類となる）．

③ β-グルコシダーゼでなく，リポキシゲナーゼの作用を受ける．

④ レンチオニンは酵素作用によって生成するので，乾しいたけを熱湯につけると，その酵素が失活してしまう．

⑤ 海水魚でなく，淡水魚である．

(2)　①，③

② アンスラニル酸メチルは，バナナでなく，ぶどう（コンコルド種）のキーコンパウンドである．

④　1-オクテン-3-オールは，まつたけの香気成分である．

⑤　ジアセチルは，発酵バターなどの乳製品の香気成分である．

● 第 4 章　食品成分の反応

A. 化学的変化

（1）　③

①　アミノ-カルボニル反応は一般的に pH 3 前後で最も褐変速度が遅い．

②　アミノ-カルボニル反応の初期段階でアマドリ転位生成物が生成する．

④　溶液中よりも固形物のほうが起こりやすい．

⑤　好ましくない褐変がある．

B. 酵素的変化

（1）　④：キモシンは，仔牛の膵臓ではなく，仔牛の第 4 胃に存在する．

（2）　④：からし油配糖体はアリイナーゼではなく，ミロシナーゼにより分解される．アリイナーゼは，ねぎ類のフレーバーの生成に関与する．

（3）　③

①　紅茶の色素の生成に関与する酵素はリポキシゲナーゼではなく，ポリフェノールオキシダーゼである．リポキシゲナーゼは，豆類の青臭みの生成に関与する．

②　ポリフェノールオキシダーゼの活性は，酸性溶液，食塩水中のどちらにおいても低下する．

④　α-アミラーゼと β-アミラーゼのどちらも，α-1,4 グリコシド結合を切断する．

⑤　アブラナ科植物の辛味成分の生成に関与する酵素はナリンギナーゼではなく，ミロシナーゼ．ナリンギナーゼは，かんきつ類の苦味除去に利用される酵素である．

（4）　④：果汁の清澄化に用いられる酵素はペクチナーゼである．ナリンギナーゼは果汁の清澄化ではなく，柑橘系果汁の苦味成分（ナリンギン）の分解に用いられる酵素である．

● 第 5 章　食品の物性

（1）　②

①　ゼリーは，低温ではゲルだが，加熱するとゾルになる．

③　みそ汁，ソース，ジュースのように，液体に固体粒子が分散したものをサスペンションという．

④　白濁してみえる牛乳のコロイド粒子は，半透膜を通過することができない．

⑤　熱運動している分散媒分子がコロイド粒子に不規則に衝突する結果，コロイド粒子が不規則なジグザグ運動をすることをブラウン運動という．

（2）　②

①　生クリームは水中油滴型，バターは油中水滴型のエマルションである．

③　乳化作用を持つ物質は分子内に親水性基とともに疎水性基を共有している．

④　パンは分散相が気体で，分散媒が固体の一種のコロイドである．

⑤　親水性の強い乳化剤を使用すると O/W 型のエマルションができる．

（3）　④

①　濃厚なコロイド分散系高分子溶液として存在する液体食品は一般に非ニュートン流体で

ある.

② チキソトロピーの性質を示す食品は，撹拌により粘性が低下する（「流動性が増加」でも可）.

③ 水あめは，ずり速度に応じて粘度が変化しないニュートン流体である.

⑤ トマトケチャップは応力を加えると粘性が低下するのでチキソトロピー型食品である.

(4) ④

① 食品の物理的特性を示すテクスチャーは，そしゃく・嚥下しやすさと密接に関係する.

② シネレシスは，離ショウ，離液ともいい，ゲルの表面で液体が分離する現象のことを意味する.

③ 食品の粘弾性やテクスチャーは，食品の二次機能と密接に関係する.

⑤ 食品には粘性，弾性両方の性質を示すものが多くある.

● 第6章　食品の機能性

A. 食品の機能

(1) ⑤

① 食品の一次機能とは，栄養素を供給する機能のことである.

② 食品の二次機能とは，食品の嗜好性に関わる機能のことである.

③ 食品の三次機能とは，人体の恒常性を維持・調節する機能である.

④ 現在のところ四次機能という分類はない.

(2) ①

② エイコサペンタエン酸には，血栓形成を抑制する作用がある.

③ カロテンは，抗酸化作用がある.

④ トマトの赤色色素であるリコピン（リコペン）は，抗酸化活性を持つ.

⑤ カゼインホスホペプチド（CPP）には，カルシウムの吸収を促進する作用がある.

B. 保健機能食品

(1) ③

① 消費者庁長官への届出が必要ない.

② 生鮮食品も対象となっている.

④ 特別用途食品ではない.

⑤ 国への申請・許可，届出の必要はない.

(2) ②

① 保健機能食品の1つとして位置付けられている.

③ 販売日の60日前までに，消費者庁長官に届け出なければならない.

④ 疾病の予防を目的としていない.

⑤ 機能性表示食品では，免除が除外されている.

索　引

食品学 I（改訂第 4 版）—食品の化学・物性と機能性

2007年10月 5 日	第 1 版第 1 刷発行	編集者 和泉秀彦，熊澤茂則
2011年11月25日	第 2 版第 1 刷発行	発行者 小立健太
2017年 9 月15日	第 3 版第 1 刷発行	発行所 株式会社 南 江 堂
2021年 8 月10日	第 3 版第 4 刷発行	㊤ 113-8410 東京都文京区本郷三丁目 42 番 6 号
2022年 2 月10日	第 4 版第 1 刷発行	☎(出版)03-3811-7236 （営業)03-3811-7239
2024年 2 月10日	第 4 版第 2 刷発行	ホームページ https://www.nankodo.co.jp/

印刷・製本 壮光舎印刷
装丁 渡邊真介

General Food Science
© Nankodo Co., Ltd., 2022

定価は表紙に表示してあります.
落丁・乱丁の場合はお取り替えいたします.
ご意見・お問い合わせはホームページまでお寄せください.

Printed and Bound in Japan
ISBN978-4-524-23006-8